ちくま新書

キレる女 懲りない男

――男と女の脳科学

黒川伊保子
Kurokawa Ihoko

988

キレる女　懲りない男

——男と女の脳科学

【目次】

女性脳トリセツ

男性脳トリセツ

はじめに――脳のトリセツ

人間の性質を、脳という装置の回路特性である、と見る。

それが、人工知能エンジニアとして脳を見つめてきた私の研究の立場である。

人間の心のありようを、脳の回路特性と見ることは、一見殺伐としているようだが、これがなかなか楽しいのだ。

「宿題もせずにだらだらする息子」と見れば腹が立つが、「この装置、どうメンテナンスしたら、だらだらしないようになるんだろう」と考えれば、腹も立たない。

「思いやりのない夫」と思えば傷つくが、「男性脳には、察する機能はついていない。それは特別なオプション機能なのだ」と知れば、傷もつかない。

「情に流されがちな女性社員」も同様だ。ブレやすい脳は、「マイナス変化をキャッチしやすいセンサー」でもある。この人が落ち着かなくなってきたら、周囲に見えない変化が生じている可能性は高い。我慢して彼女のとりとめのない話を聞いてみると、意外にも

「主力商品が売れなくなってきた理由」や「人材配置の歪み」が見えてくる。その昔、毒ガス探知のために使われた「炭鉱のカナリア」のようなもの、と思えば、論理的思考がぶれる脳の利用価値が見えてくる。それに、この脳は、情に訴えれば四の五の言わずに動いてくれる、修羅場の強力サポーターだ。そう考えれば、平常時に一見優秀には見えない人材にイラつくこともない。

そして、装置として見立てると、男女の脳は、回路のかたちと信号特性が違う。当然、同じ入力に対して、まったく違う出力を見る。つまり、女が期待したようになんか、男の脳は動かないのである。逆もまた真なり、だ。

違う装置なのだから、使用法も当然違う。なのに、多くの大人たちが、異性の脳を、自分の脳と同じように扱おうとしてストレスを作りだしている。私には、それはまるで「オーブントースターにふっくらご飯を炊くことを期待してはがっかりしている」ように見える。オーブントースターには、オーブントースターの使い方がある。男性脳には男性脳の使い方、女性脳には女性脳の使い方がある。

さらに脳は、年齢によって、モードが違う。それは、単に老化なのではなく、果たすべき脳の使命が違うからだ。若い脳は入力モード。新しい知の取り込みに強い。成熟脳は出力モードなので、入力はままならないが、若い脳にできないことができる。

脳をシンプルに「装置」と認めてしまえば楽になることが、人生には山ほどある。それに、「敵」の回路特性を知ってしまえば、まんまと欲しい出力へと導くことも、想像以上に簡単になる。


というわけで、脳の取扱説明書《トリセツ》を書いてみることにした。それが本書である。壊れた脳の直し方じゃなく、健康な脳の有効な使い方としての「トリセツ」。

考えてみれば、脳という装置は、一生使う装置だ。どんなメカよりも長く深く使うのに、誰もそのトリセツを見たことがない。

ということは、人類初の挑戦か……?

まぁ、そんなことはどっちでもいい。高校の家庭科の教材にも使えて、職場の人事教育の参考書にも使え、恋愛指南本にも子育て本にも、老いへの備えともなる「人生の虎の巻」=脳のトリセツに挑戦してみます。

さあ、脳の正しい使い方を、とくとご覧ください（微笑）。

第一章

脳には性差がある

†消えた人工知能

一九八三年、大学を卒業してコンピュータ・メーカーに入社した私は、人工知能のプロジェクトに配属された。

ときは高度成長期の終盤、バブル経済がこれから始まろうとしていた時代。二十一世紀まで二十年を切り、未来が現実味を帯びて迫ってきていた。「二十一世紀に世界を牽引できる未来テクノロジー」に企業や国の潤沢な予算が計上された時代でもある。その波に乗って、十年計画の新世代コンピュータ開発機構＝通称ＩＣＯＴ（アイコット）が立ち上がり、人工知能の基盤研究が走り出した。

当時、「二〇一〇年代には、人々の生活の中に、自律型・自己判断型の知能メカ、いわゆるロボットが登場してくる」と予想されていた。あるいは、車や電話、家電製品などが、「その中に人が入っているかのような」知的なアシストをするようになる、と。

その未来をこの国が牽引すべく、あらゆるメカを人工知能化する並列処理型のコンピュータ技術を世界に先駆けて開発しよう、というのがＩＣＯＴの目的だった。バブル崩壊をまだ知らないこの時代、この国のテクノロジー・シーンの人々の目線は、高く遠く、未来に向かっていたのだった。

ちなみに、従来のコンピュータは、演算を緻密に重ねる逐次処理型。ICOTが目指したのは、入力から予測されるあらゆる可能性を並列に走らせて「瞬時に最適解を弾きだす」並列処理型だ。ヒトの脳は、「思い込み」という素晴らしい補完技術によって、他者の気持ちを慮《おもんぱか》ったり、危険察知をしたりしている。よどみなく会話をするのも、相手のことばを聞きつつ、その意図を先読みしながら、自らのことばを紡ぐ並列処理能力があるからだ。メカを完全に人工知能化しようとしたら、この機能を搭載しないわけにはいかない。私たちは、そう考えていた。

結論から言うと、並列処理型の新世代コンピュータは当面不要になった。当時の私たちの想像をはるかに超えてコンピュータは速くなり、瞬時に扱えるデータが大量になったからだ。そのおかげで、「持ち主と会話する携帯電話」や「お掃除ロボット」くらいは、従来型の計算方法で実現可能になったのだ。

さらに、コンピュータが有機的に連携するインターネットによって、世界が自然に大きな「超並列処理マシン」になってしまった。インターネットという、日々成長する巨大な人工知能を、人類は持ってしまったのだ。

これからの課題は、この恣意的に制御不能な「超並列・自己増殖型情報空間」という化け物をどう扱うか、だろう。私は、「自然を畏れる」ような畏怖の概念を導入しないといけない気がしてならない。「顔を合わせたこともない〝友達〟千人に、今日のランチを見せびらかし、世の中ナナメに見た発言を垂れ流す」みたいな畏れを知らない情報流がいつまでももてはやされるわけがない。無責任な混沌は、無と一緒だからだ。

混沌の中に秩序を作るには、一定の厳格なルールで動くことによって権利を守られる集団形成の明確化が必要になる。つまり、情報空間に、「宗教哲学のようなもの」や「街や都市国家のようなもの」が生まれるのだろう。まぁ、考えてみれば、人類は、コンピュータを持つずっと以前から「超並列・自己増殖型情報空間」なのだから、何も憂慮することはない。きっと「結果、うまくいく」のに違いない。

というわけで、最先端を走りながら、いつの間にか従来技術の想像を超えた成長に呑み込まれた二十世紀の人工知能エンジニアの一人……というのが私の立ち位置である。

従来型コンピュータが十分賢くなってしまったので、最近では「人工知能（ＡＩ）」ということばも要らなくなってしまった。このことばは、おそらく近い将来、疑似人間型のアンドロイドに集約されてしまうだろう。私は、疑似人間型のロボットを嫌悪しているので、いつか、自分の経歴からこのことばを消さなくてはいけないかもしれない。

まぁでも、ヒトの脳のありようを真摯に見つめ続けた初期の人工知能研究も、まるっきり無駄というわけじゃなかった。「持ち主と会話する携帯電話」も「同一人物を瞬時に見分けるセキュリティカメラ」も「快適な省エネエアコン」も、この畑で生まれた種から派生している。そして、黒川伊保子の男女脳論も、その一つである。

†ロボットの男女問題

一九八〇年代から九〇年代にかけて、私に与えられたミッションは、ヒトとロボットの対話の研究だった。

人の意図を察して、人に寄り添うように動くメカには、人のことばを理解してもらわないと困るからだ。

その研究の初期段階で、私には、大きく気づいたことがあった。

男と女では、気持ちいいと感じることばの種類が違う。察してほしいことも違うし、そもそもの対話の目的が、大きく異なっているということ。

つきつめれば、女性向けの対話エンジンと、男性向けの対話エンジンは別の設計をしなければいけない。たとえば、おばあちゃん向けの介護ロボットと、おじいちゃん向けの介護ロボットには、それぞれ別の対話エンジンを搭載してやる必要が出てきたのである。


しかも、ことばだけじゃなかった。

男女の脳では、五感から入ってくる情報さえ違う。

たとえば、人の目は、光の三原色に対応する三種類の色覚細胞を持っていて、RGB（赤、緑、青）の三色の組合せで、すべての色を識別する。

……とされているのだが、女性の一部には、四種類の色覚細胞の持ち主がいる。遺伝学上の理論値で言えば、少なくとも七パーセントの女性に発現する可能性があり、実際には約半数の女性がそうだとも言われている。

四原色色覚者は、三原色で言う赤の領域に当たる光を二種類に分別する。色合いで言うと紫の領域に当たり、三原色色覚者に見えない「紫色」が見える。

つまり、女性の約半数は、男子に見えない色が見えるし、ピンクから紫へのグラデーションに対して繊細だということだ。このおかげで、物言わぬ赤ん坊の顔色の変化を針の先ほども見逃さず、食べ物の腐り具合を見分ける。古代生活においては、野山における木の実の採取にも、きっと役立ったのに違いない。

私の研究仲間に、大手時計メーカーのデザイナーだった女性がいる。彼女は、時計のカバーガラスに塗付する光反射防止材に、やや緑がかった淡い紫色がついているのを残念に思い、「せっかくの文字盤の色が活きないので、透明にしてほしい」と要望を出したことがあったという。男性技術者たちは一様に唖然としたそうだ。彼らには、透明に見えていたのだから。

私にも、この色が見えていた。私たちは二人して、「男性たちは、あれが気にならないわけじゃなくて、そもそも見えてなかったのか」と少なからずショックを受けた。

私たち女性にとって当たり前のことが、彼らの脳には存在していないという衝撃である。「気にならない」のなら説得のしようもあるが、「そこにない」のであれば話にならない。

そうとわかってみれば、心当たりがいろいろある。海外出張する恋人に、「この色に近い口紅を買ってきてね」とサンプルの口紅を渡したのに、まったく違う色を買ってくる

（昔は海外ブランドの新色が手に入りにくかったので、この頼み事は多かった）。問題ない生肉を賞味期限だけで捨てようとするし、逆に明らかに色が変わりつつある食べ物に無頓着だったりする。

マーケティングのシーンでも、ピンクや紫については、本当に苦労する。男性が美しいと感じるピンク色は、女性が心地よいと感じるピンク色より青みがかっているのだ。このため、男性デザイナーが彩色してくるピンク色は、女性には「う、ぜんぜん、イケてない。絶対に買いたくない」ということが多々あるのだ。わずかの色味の違いなのだが、女性脳には決定的だ。これがいくら説明してもわかってもらえない。

開発コンサルタントとして、私がよくアドバイスするのは、女性市場向けのピンク色の最終ジャッジは、女性が行うこと。男性は、たとえやり手のマーケティング部長でも、売れっ子デザイナーであっても、女子の意見を傾聴すること。ただし、向上心の強い男性脳型女性プランナーでは、男性と同じジャッジをすることがあるので、これは要注意。できれば、とりとめのないおしゃべりを得意とし、お菓子に目がない「女の子らしい女の子」に判断させてください、と。

さて、人間の脳に、これだけの振れ幅があるとするなら、人工知能は、誰の脳を想定して作ればいいのだろうか？

†女は感度がいい、男はブレがない

男女では、色の見え方が違う。

これが、色だけに限られるわけがない。音の認知周波数帯も違うし、嗅覚の感度も、味覚の感度も、皮膚の触感の感度も違う。

女性脳は、生来の感度が高い。生殖リスクが高い哺乳類のメスとして、生殖相手を厳選しなければいけないし、一生涯に生み出せる個体数も少ないので、育児にぬかるわけにはいかないからだ。

特に、二十代半ばの女性は、想像を絶する感度にまでなる。たとえば、コンピュータ・メーカーの工場では、髪の毛の七分の一の細さの光ファイバーの接続作業は二十代の女性にしかできないというし、消費者センターの味覚テスターも、昔は「二十五歳以下の未婚女性」と決まっていたそうだ。

ただし、女性脳には弱点がある。生理周期や出産周期の中で、その感度のレンジ（射程範囲）が変化するのだ。したがって、「一日の中で、食べ物十種の塩味を相対評価する」

のは正確でも、「先週と今週で同じ味を保つ」のが一般には難しいのだ。その点、男性脳はブレがない。ブレがないジャッジを何千回、何万回と繰り返すうちに「金属の研磨面を触るだけで、ミクロン単位の傷がわかる」ようなスーパープロフェッショナルな精度を手に入れていく。

じゃあ、女性はプロに向かないかというと、これがそうでもない。感度のレンジのブレは、時と場合に応じてまったく違う発想をしてみせる、変化にタフな女の底力を創りだすからだ。

男女の脳は、感度が違う。単にどちらが鋭敏とかいう問題ではなく、感性の質が違うのだ。そして、違うのにはわけがあり、どちらも人類にとって欠かすことのできない大事な才覚なのである。

†脳が違えば、気持ちいいことの種類が違う

そして、何より重要なことは、「脳の認知範囲が違う」ということは「気持ちいいことの範囲が違う」ということなのである。

女性が気持ちいいピンクと、男性のそれが違う。女性が気持ちいいことばの流れと、男

性のそれが違う。

ということは、三十代男性デザイナーが「最高に美しい」と思って作った商品を、五十代女性が「ピンとこない」と思うことは、当然ありうるということだ。

逆もある。若い女性向けの商品の企画会議で、かなり秀逸だった女性プランナーの企画提案を、五十代マーケティング部長（男性）が「ピンと来んなぁ」と言って一蹴したシーンを目撃したことがある。

女性ホルモンの最盛期に当たる二十代女性と、男性ホルモンの減衰期に当たる五十代男性では、感性はほぼ真逆になる。マーケティング部長がピンとこないことは、この際喜ばしいくらいなのに。

人材活用のシーンでも、「気持ちいいことの種類が違う」ことは、悲喜劇を生んでいる。四十代男性上司の励ましのことばが、三十代女性のモチベーションを一気に下げることがある。良かれと思ってかけたのに、嫌がらせだと思われていることも、ままあるのである。

また、女性たちのとりとめのないおしゃべりは、好意を感じる相手に対して、サービスのつもりで行われるし、女性脳においては、発信側にも受信側にもある重要な「役割」を担っているのだが、男性脳には意味がない。したがって、男たちは、女たちのそのサービスに、かなり辟易しながら、我慢して付き合っているはずだ。

人工知能の開発のために、私たちは、ヒトの脳を装置として見立てる。どのような入力があり、内部処理が行われ、どのような出力をするのか、という風に考える。

すると、先に述べたように、男女間には、入力だけでも、大きな違いがあったのである。入力系が違うということは、とりもなおさず、内部機能が違うということだ。この世の全方位の情報のうち、その脳が好んで収集するデータが違うということは、その脳の主たる機能目的が違うということだから。当然、出力も違う。

ということは、男女の心がすれ違う、ということは、男女脳の機能差への無理解なのじゃないか、と、若き日の人工知能エンジニアだった私は考えた。ときに、一九八六年のことである。

一九八六年は、男女雇用機会均等法の施行年にあたる。その前年あたりから、圧倒的に男性優位だった企業社会に新卒女子が大量投入されるようになった。

企業が用意したのは「男女区別のない導入教育」や「男女区別のない評価」である。脳の機能差におかまいなく、長年にわたって男性脳向けに作られた制度が遂行されるようになったのである。

それは、本当に平等なのだろうか？　女性たちは、自分たちにはわかりにくい方法で教育を受ける。そして、良かれと思った男性上司から、モチベーションを下げることばをかけられながら、何とかモチベーションを保たなければならない。

結果、豊かな才能を持つ女性ほど、その特性を封じられて、高いストレスを抱えることになった。昨今、重要ポストを提示されて、喜ぶどころか「もうたくさん」と会社を辞める女性がけっこういるので、男性たちはあっけにとられている。ちなみに、この現象は日本に限られたことではなく、『なぜ女は昇進を拒むのか――進化心理学が解く性差のパラドクス』（スーザン・ピンカー著、早川書房）には、欧米社会のそれが描かれている。

男性脳型社会に順応するために、多くの働く女性たちは、女性脳の機能の一部を捨てざるを得なくなってしまった。結果、社会は少子化に向かった。だって、徹底的に合理化教育された脳では、「煩雑と例外のかたまり」＝子育ては耐えられないもの。

一九八六年、その将来を明確に予想しながら、私には、どうしてあげることもできなかった。当時の私は、脳の性差を合理的に語る手段を持たなかったからだ。

†恐るべき女性脳

逆の見方もある。

企業社会は、そもそも男性脳型なのである。男性が長く牛耳ってきたからではなく、そのありようが、すでにして男性脳型なのだ。

利益を出すためには、大量の商品を、均一の質・最小コスト・最速で市場に提供しなければいけない。それを可能にする大組織を整然と動かすためには、与えられたミッションの外にあるものに無駄に頓着せず、日々の気分にムラがない男性脳型人間が大量に必要となる。「市場の気持ち」にも「作り手の思い」にも必要以上に執着しない合理性がないと、大規模経済は動かせないのだ。

仮に、すべての企業が女性の手にゆだねられたとしても、女性経営者たちの多くは、男性脳型で企業を動かすしかない。それが、資本主義経済の基本構造だからだ。

一方で、自ら生み出すものの行く末の「ありとあらゆるもの」が気になり、「自分や自分の大切なひとの今の気分が何にも勝る」感性が、女性脳の標準装備だ。子育てのための大事な本能である。

企業内においては、自らのミッション以外の事にも平気で口をだし、日々の気分にむらがあり、「コストや儲けじゃない、楽しい職場じゃなければ意味がない」なんてことを本気で思っているのだから、女性脳は本当に始末に負えない。

加えて、生殖適齢期の女性脳は被害者意識が甚大なので（これも「幼子を抱えた授乳期のメス」という最弱の身を守る本能の一つ）、ビジネスライクなダメ出しに対して、個人攻撃を受けたと勘違いして逆恨みしてくることも少なくない。しかも、第一印象で好感度が高かった相手にほどこれが起こるので、職場の人間関係が泥沼化してくる。

たった一人の女性が、組織の士気を下げて、優秀なリーダーの脳を腐らせてしまうことだってある。恐るべき女性脳である。

……というふうに見える可能性があるということを、私たち女性は自覚しなくてはならない。女性が企業で活躍するということは、常にアウェイ・ゲームなのだ。

女性たちは、緊張感を解いてはいけない。それは、第一に、共に働く女性たちのため。

「女は厄介だ」という網に、愛しき同胞がからめ捕られないように。

男たちは素のままでよく、女たちには緊張感を強いるなんて不公平だ、と言い募ってもしょうがない。何度も言うが、資本主義経済下の企業の使命は利益を上げること。この使命を全うするには、男性脳型組織が基本なのだから。


正直言って、企業社会の経営陣に、男性と同数の女性は要らない。

ボードメンバーの女性脳比率は多くとも二割までが理想だと、私は思う。女性脳は、基本、ディベートと合議に向かない。ボードに参加する女性も、女性脳比率が少ないほうがふるまいやすいはずだ。

ちなみに、女性脳比率は、女性比率とは違う。戸籍上の性別は女性でも、男性よりも男性脳型の女性もいる。逆に、女性よりも女性脳型の男性もいるからだ。ここでは、あくまでも「女性脳型の脳の使い方をする人材」を指している。

ただし、「顧客の気持ちを自分のことのように感じ、作り手の思いに惚れ込み、ミッション外のあれやこれやを心配する」女性脳型の人材は、けっしてゼロにしてはいけない。

長いこと脳を見つめてきて思うことの一つに、脳には欠点はない、ということがある。欠点に見えることは、ただの欠点では終わらない。そのことによって発現する長所があるのである。

†脳には欠点はない

私は物心ついたときから、左右の視力が大きく違い、中学生のころから極度の乱視になった。そのため、方向感覚が著しく鈍いのである。

東京医科歯科大の名誉教授だった角田忠信先生の脳科学実験に参加したとき、「あなたは駅から来ましたね。駅はどっちにあるかわかりますか?」と質問された。私が駅の方向を指さすと正解だったらしく、先生は驚いたようにこうつぶやいた。「ああ、この脳でも、駅がわかるのか。長く使えば、なんとかなるんだな」

続けて、先生はこうおっしゃった。「あなたほど左右の脳のバランスが悪い脳は、本当にまれなのだ。空間認知ができるとは信じられないくらいだ。同じような脳は、過去に一人しかいなかった。安部公房だよ」

そういえば、安部公房先生も、牛乳瓶の底みたいな眼鏡をかけていた。左右の視力差があり、強い乱視を伴っていたために、私たちは、脳の左右バランスが著しく悪いのだろう。いや、あるいは逆か？　脳の左右バランスが悪いために、視力差が生じたか……。

そんなことを考えていたら、角田先生が、「アンモニアを嗅いでみてください」とおっしゃる。「理由はよくわからないが、アンモニア臭で嗅覚を刺激すると、一定の時間、左右の脳のバランスが良くなるのがわかっているので、試してみませんか？　アンモニアは、身体には悪影響はないから」

「ただし」と先生は続けた。「安部公房は、同じようにアンモニアを吸って、その晩、文章が書けなくなったのだそうだ。怒りの電話がかかってきた。あなたが今夜、原稿を書く予定じゃないといいのだが」

その晩、執筆の予定がなかったので、ガーゼに染み込ませたアンモニアを思いっきり吸った。結果、左右の脳のバランスが常人並みによくなったのだそうだが、実験室では自覚症状はなかった。

しかし、帰り道、その奇跡は起こった。

自宅近くのバス停に降り立った時、そのバス停と、マンションのベランダの位置関係が、鮮やかに脳裏に浮かんだのだ。バス通りから見えない我が家が、どの位置に、どの向きで存在し、バス停とベランダがどう向かい合っているかがありありと……！

それを夫に伝えたら、「え、いつものきみには、その感覚がないの？　どうやって、道がわかるんだ？」と呆れられてしまった。

あーそうか、普通の人にはこれがあるのか。だから、雑居ビルのトイレからちゃんと帰ってこれるし、駅の反対側に出ようとしても出られない（時空がゆがんでいるとしか思えない）なんてこともないんだな、と、実感を伴って納得した。

さて、一方で、その晩は本当に文章が書けなかった。文脈がつむげない。この革命的な実感をエッセイに書こうと思っても、とんとことばにならない、なんだこりゃ、という感じだった。

翌朝、私の脳はアンバランスを取り戻し、バス停とベランダの位置関係は、ふたたび靄《もや》の中に入ってしまった。しかし、文章は書けるようになった。

で、結論。

少なくとも安部公房先生と私は、脳のバランスが悪いから文章が書けるのだ。文章の出来にはずいぶん差があるが、装置としての特性には何らかの類似点があるのだろう。

その後私は、執筆用に、左右のバランスを裸眼に似せてややずらした眼鏡を使っている。これは、かなりいい感じだ。

ためしに、裸眼とは逆のずれを持つ眼鏡も作ってみた。発想の転換ができるかなと思って。しかし、これは失敗した。思考は混乱するばかりだし、何よりめまいがして、気分が悪くなる。

この国の視力回復技術は信頼に値するほど進化したことを認めるが、私自身は目の手術はしない。目がバランスよく見えてしまったら、もう今までのようには文章が書けないからだ。全く別の手法で、一から執筆家を目指すには人生時間が足りない。

†欠点を封じ込めたら、才能が使えない

このことで痛感したのは、脳の欠点は、個性を発現するネタだってことだ。欠点は、欠点としてそこにあるのではない。何かの長所を創り出すための、忸怩たる欠点なのである。そもそも脳自体は、自らの回路特性を、欠点だなんて思っていない。それは、その脳を取り巻く社会が勝手に決めることだ。

職人によくある「口下手だけど、手は一流」なのは、「口下手だからこそ、手が一流」なのかもしれない。もっと細かいこと、たとえば「遅刻しがち」「気が弱い」「のんびり屋」なんていうことにも、そういう脳でないとできないきらめきがあるのに違いない。

私の会社はネーミング分析を商売としているが、予定調和のことばをうまく使える、コミュニケーションに器用な人は、うちの会社では採用しない。ことばを切符みたいに使える人は、脳の深い場所でことばを紡いでいないからだ。逆に、いいネーミング案を出してくる人は、お行儀のいい会話は苦手なので、エリート社員には見えないタイプが多い。

この世に、ただダメなだけの脳なんて、おそらく一個もないのである。もしも万が一、そういう脳があったとしても、その脳は周囲の脳になんらかのインスピレーションを与え、系の構成要素として役に立っているはずだ。脳を装置として見立てれば、すべての脳に「欠点に見えて、長所の根源」となるものがある。そして、その場合、欠点を封じ込めたら、個性がうまく発現しないのである。

本当の男女問題は、ここにある。

企業戦士になるためには不必要に見える女性脳の揺れ幅（今日と明日で気になる場所や感

度が違う）や、気になることから目を離せないという偏りは、トラブル予知や臨機応変なやりくりには欠かせない性質で、子育てには不可欠な才能なのだ。

これらは、実は企業の中でも、「トラブル予知」や「斬新で自由なアイデア」、「先の見えない事態への強さ」として発現する。

女性たちにとって残念なのは、これらが、盤石な組織に不可欠な要素でありながら、数字で価値化できない能力であることだろう。私たち女性は、一九八六年から始まった人類史上最強の男女平等論の下に、その脳の力を封じられ、正当な評価を受けずに生きることになったのである。

企業側から見ても、これは残念なことだ。男女雇用機会均等法がある限り、男たちは「厄介な女性脳」を抱えざるを得ない。しかしながら、女性脳の才能は、男性社会においては「察しの良さ」や「段取りの良さ」だったり「変化に強いしぶとさ」だったりするので、我慢するだけのことはあるのである。なのに、女性たちのその能力を中途半端に封じてしまったら、我慢する甲斐がないじゃない？

脳の性差を、「脳という装置の平均的機能差」として、冷静に語り合う素地を作ろう。

精神論としてではなく、互いを貶《おとし》め合う戯言としてでもなく、互いを本当に活かし合うために。ひいてはそれが、互いの幸福感を生み、組織力や国力になるように。

私は、そう決心して、男女脳差研究に着手した。

†脳には性差がある

脳の男女差に着目し始めてほどなく、「男性同性愛者の脳の多くは、女性脳と似た形状をしている」という研究報告に出会った。

脳の中央に、右脳と左脳を連携させる脳梁《のうりょう》という器官がある。右脳と左脳の脳神経細胞《ニューロン》をつなぐ神経線維の束である。ここは、感じる領域と考える領域をつなぎ、脳の持ち主の無意識の行動傾向を牛耳り、心を表出させるために使われる。情報処理器官としての脳の「主要回路」と言ってもいい場所だ。

ここは、本来、女性のほうが男性より約二十パーセント太いのだが、男性同性愛者のそれは女性脳並みに太いのだという。

男と女では、脳のかたちが違う？　しかも、脳梁!?　ああ、やっぱり、と私はため息をついた。男と女は、なんと、脳の主要回路の特性が違う。男女の脳は、ハードウェアとして明確に違ったのである。

しかも、下半身の特性とそれに付随する生殖ホルモンの方向付けにも打ち勝ち、「女性脳型」の脳のいくばくかは、男性を愛してしまうなんて。脳のかたちは、コミュニケーションの特性を大きく牛耳っているのだ。

このことを無視して、人工知能は作れない。このことを無視して、男女問題は語れない。


さて、脳という装置。

脳内には、ニューロンと呼ばれる脳神経細胞が、びっちりと詰まっている。大脳に数百億、小脳に一千億とも言われるこれらの細胞、一つ一つはシンプルな認識を担当している。

たとえば、画像認識をするニューロンの中には、「丸い」という事象を認知するニューロンがある。日本の国旗を見て、真ん中に赤い丸があるのがわかる人の脳には、少なくとも一つ以上の丸がわかるニューロンがあるのである。

「横長」という事象を認知するニューロンもある。「横長の楕円」を認知するには、「丸」と「横長」の二つのニューロンを同時に起動することになる。

バラを見てバラとわかる、というのも、ニューロンが起動するおかげだ。

以前、生まれつき目が見えなくて、長じてから手術によって視力を得た方と話したことがある。この方は、しばらく、バラをバラだと認識できなかったのだそうだ。

目の前にあっても、最初はないのと一緒だ。存在がつかめない。人に指摘されれば、確かに、そこに何かがあるのはわかる。色味もかたちもわからないではない。しかし、触って匂いを嗅いで、初めて「バラ」として、認知の像を結ぶのだという。

見えているのに、それがつかめない。逆に言うと、網膜に像が映っているだけでは、脳は見えていることにならないのである。それを認知するニューロンが起動して初めて、見ただけでバラがわかるようになる。

私自身は、小笠原の海の中で、似たような体験をした。体長二メートルにもなるイソマグロの群れに生まれて初めて遭遇したとき、彼らの魚影が、私の想像をはるかに超えて青く、身のこなしが精悍だったので、認知できなかったのだ。私にとっては、そこに何も存在しなかった。ただただ静かな海があるだけだった。

ダイビング仲間には、「目の前を馬が通り過ぎたのに、わからないと言っているのと一緒だ」と呆れられたし、私自身もキツネにつままれたような気分だった。しかし、「魚影が美しい青だ」と聞いた後は見逃さなかった。一度、認知してしまうと、こんなに大きくて、こんなに明らかなものを、なぜ見逃したのか不思議でしょうがない。

しかし、認知というのは、そういうものなのである。たとえ大きなものが目の前にあっても、見たことのない（ニューロンが起動しない）素材感の物質だと、そこは「欠けた空間」になる。さらに、ヒトの脳には、欠けた視野を補完してしまう機能があり、その「欠けた空間」を、周囲の風景で塗りつぶしてしまう。

いくら空間認識力が低い私とはいえ、地球人がイソマグロを見損なうくらいなんだから、見知らぬ素材で出来た宇宙人なんか、遭遇したところで、にわかには見えないかもしれない。目の前を宇宙人が通り過ぎたのに認知しないでいることだって、脳科学上は大いにありうる。

こうして、目の前のものを認知したり、思考空間をたどって記憶を再認知したりするとき、ニューロンが使われる。その結果、ニューロン演算の出力として、思考の答えも得られるし、快や不快の判定も下される。つまり、感じることも思うことも考えることも、ニューロンの反応によって脳に起こるイベントに過ぎないのである。

これらのニューロンは、幾重にも枝分かれした神経線維で、縦横無尽にネットワークされている。

連携されている理由は、複数ニューロンを同時に使うためだ。複雑な事象は何十、何百ものニューロンを一斉に起動して認知される。


というわけで、脳というのは、認知を担当する脳神経細胞《ニューロン》が、神経線維によって縦横無尽にネットワークされた回路、というふうに捉えてもらえばいい。

そして、脳内に収められた天文学的な数の回路は、必要なときにだけ、必要な回路に信号が流れる。この信号は、化学的な電気信号である。

おわかりのように、装置としては、そんな複雑なものじゃない。

複雑に見える理由は、回路と信号特性が「経験値」と「ホルモンバランス」によって制御されているためだ。「遺伝」の影響も、もちろんある。このため、この世に二つと同じ脳はないし、同じ脳でもホルモンバランスの変化により、昨日と今日では反応が違ったりもする。

ただし、個体差のブレを遥かに超えて、共通の感性はいくらでも見いだせる。たとえば、ニューロン信号を活性化するセロトニンというホルモンをしっかり分泌させれば、どの脳もやる気の萎えない一日を送れる。そのためには、「早寝、早起き」が有効だ。

空腹にいきなり炭水化物や甘いものを摂取すると、血糖値が乱高下し、脳のエネルギー（糖）が安定供給されない。このため、どんなに秀逸な回路の脳だって、だるく、キレやすく、発想力の乏しい状態に陥ることになる。「思いやりがなく、ダメ出しをするくせに代替案も出さない」上司は、頭や心根が悪いわけじゃなく、食習慣が悪いだけかもしれない。朝食抜きで出社して、菓子パンや缶コーヒーで一息つき、昼はラーメンか丼もの……なんていうビジネスパーソンに、活躍を期待するのが間違っている。

また、誰の脳であっても、十五歳から二十代半ば過ぎまでは、単純記憶力をぞんぶんに使えるピーク期に当たり、がむしゃらに何かに挑戦する好機にあるし、五十代半ばで連想記憶力がピークに達し、瞬時に本質を見抜く脳へと変わる。

そして、「男性脳」「女性脳」という形がある以上、個性のぶれを遥かに超えた、集団差が二つの脳の間には存在する。

†男女の脳は、回路特性が違う

脳梁は、右脳と左脳のニューロンを連携させている神経線維の束である。神経線維はその末端で、幾本にも枝分かれして、それぞれ別のニューロンに接続されている。脳梁を通る神経線維は、当然、右脳のひとつまたは複数のニューロンと、左脳のひとつまたは複数のニューロンを連携している。

先にも述べたが、女性脳は男性脳に比べて、この場所が二十パーセントほど太いと言われている。神経線維一本一本は女性の方が細いので、神経線維の数で言えばもっと違う。というわけで、脳梁が太い女性脳は、右脳と左脳のニューロンが密度濃く連携されている。連携ニューロン数が多ければ、認知に使われる機会も多いので、右脳と左脳の連携頻度も高い。

一言で言えば、女性脳は右脳と左脳の連携がいい脳、男性脳はそれほどでもない脳ということになる。

左右の連携がいい女性脳は、目の前をつぶさに観察して、わずかな変化も見逃さない。

この高い「察し」の能力によって、物言わぬ赤ん坊を無事に育て上げるのである。

また、「感じたことが、即ことばになる」ため、今日の出来事や今の気持ちなどを、目的もなく垂れ流しあう癖があるのだが、こうして得た「とりとめのない情報」を何十年経っても瞬時に引き出す能力がある。

この二つの特性が、見事な臨機応変力を作りだしている。

ちなみに、「とりとめのない情報」を何十年経っても使えるのは、感じたことを瞬時に記号化できる女性脳の中では、自ら感じたり、共感して得た感性情報を検索キーにできるからだ。実体験が「そのときの気持ち」と共に語られ、聞き手がそれに共感したとき、それは双方の女性脳にとって有用な情報になる。逆に言えば、「実体験とそのときの気持ち」が付随していない単なる蘊蓄や客観的数値などには、女性脳はほとんど刺激を受けない。

だから、である。「この肉汁たまらな〜い」「タレの甘さが爽やかよね」などと、感じたことを口々に報告し合っている女子たちに、「上等のタレというのはね」などと蘊蓄をひけらかすと場がしらけるのは。

感じたことを口々に言い合うのが、女子の会話の鉄則。話題が拡散して終わっても、彼女たちの脳には感性検索キーのついた情報が満載に残る。客観性のある指標に照らしたり、蘊蓄でまとめたりする必要がないのである。

一方、左右の連携が悪い男性脳は、目の前の些細な変化にはとんと疎いが、そのおかげで脳の局所を心置きなくフル回転させて、マニアックな機能性を発揮する。

左脳の論理空間を操るのに、自らの実感をいちいち介入させないので、現実世界には投影しにくい「相対論的時空」とか「虚数空間」を楽しげに扱うし、昼食の蕎麦に百二十円のてんぷらを足すかどうか迷う経済観念の裏側で、何百億円という大規模経済を動かしたりもする。あるいは、「今夜の食費まで競馬につぎ込む」こともする。

つまり、自らの感覚を絶って、客観的な判断をしたり、大きな世界観を構築したりするのが得意なのである。まぁ、逆に言えば、空気が読めないので、客観的な指標を頼りにするしかない脳という見方もできるわけだけど。

その他にも、女性は、摂食中枢（食欲を司っている器官）と性欲中枢が近い場所にあり関連が深いが、男性脳はそれほどでもないという違いもある。

このため、女性の摂食障害（拒食症や過食症）は、性的なコミュニケーション障害を伴うことが多いとされる。そこまで深刻じゃなくても、女性には「恋をして、胸がいっぱいで何も食べられない」ということはよくあること。

男性諸氏は、「あれこれ頼んだのに、途中で食べられなくなって、ご飯を残す女子」に対して、説教を垂れている場合じゃない。もしかすると、食事中に、性欲中枢が起動して、摂食中枢が疎《おろそ》かになったのかもしれない。彼女が食べられない分をたくましくたいらげて、優しくエスコートして帰ると、何かいいことがあるかも（微笑）。

逆に、寂しい女性は、つい甘いものを口にするという傾向もある。女性は、チョコレートが手放せなくなったら、人間関係を考え直した方がいい。

†男女の脳は、信号特性も違う

さらに、健康な男性には、毎朝、男性ホルモン・テストステロンが充填される。テストステロンは下半身（精巣）に分泌されるホルモンだが、意識にも強く作用する。縄張り意識を創りだし、闘争心をもたらしているのだ。

さらにテストステロンは、ドーパミンという脳内神経伝達物質を誘発する。ドーパミンは、ニューロン連携のモチベーションを上げ、好奇心を作りだすホルモンだ。

男性脳のあくなき探究心（宇宙はどうやって誕生したのか、バイクはどこまで速度を上げられるのか、ピラミッドはなぜ作られたかなど、女性脳的には「娯楽としては楽しむ用意はあるけど、そのために命と全財産を賭ける気はない」ものへの全人生を賭けた挑戦）は、主にここから生まれるのだろう。

女性には、生理周期の間に、排卵を誘発するエストロゲンと、受精卵の着床を支援するプロゲステロンという二つの女性ホルモンが交互に分泌される。これらのホルモンもまた、それぞれの時期に相応《ふさわ》しい意識を女性脳にもたらしている。

排卵期には、性交に至ることが重要なので、女性脳は、比較的行動的かつ攻撃的な意識にさらされる。発情した相手には、理不尽なことを言ってからまずにはいられなくなる。穏やかな守りの意識では、生殖機会を逸するからだろう。逆に、受精卵を子宮壁に受け止めて維持しようとするプロゲステロンの分泌期には、比較的落ち着いた意識と共にある。

このように、男女の脳は、回路特性に加えて、生殖ホルモンの違いからくる信号特性の違いもはらんでいるのである。

†ゲイの脳は人類最強？

ちなみに、女性としてふるまうタイプの男性同性愛者は、回路特性が女性脳型（変化にタフで臨機応変）で、生殖ホルモンが誘発する信号特性は男性脳型（あくなき探究心と闘争心）ということになる。これって、人類最強の脳ではないだろうか。

欧米では、「経営ボードにゲイを入れると会社が繁栄する」と言われているそうだが（ニューヨークなどでは意識しなくても自然にそうなるそうだが）、脳科学的には確かに理にかなっている。

ちなみに、男性脳は、「後天的に作られる」。

お母さんのお腹の中にいるとき、妊娠二十八週くらいまでは、男の子も女の子と同じ太さなのである。

妊娠中期から後期にかけて、男性の胎児には、胎盤から男性ホルモンが供給され、その作用により脳梁が細くなる。言い換えれば、脳梁が細くなることは、男性ホルモンが男性脳に施す、人生最初の大仕事なのだ。

ただし、後天的な作用なので、妊娠のコンディションによっては、細くなり切らないで生まれてくる男子がいる。

このため、女性脳並みに左右脳連携がいい男子は一定数存在しており、けっして珍しいわけじゃない。男性社会の中で、高いコミュニケーション能力を発揮し、独自の感性を自由に羽ばたかせ、出世しているケースもけっこう多い。ヘアメイクアップアーティストやデザイナー、接客業など、脳梁が少し太めのほうが得な職業もある。

そのうち一部が男性を愛する性癖を持つのであって、同性愛は、すべての「脳梁太め」の男子に起こる現象というわけではない。

一方、女性脳は、基本的に太めの脳梁で生まれてくるが、育つ段階で、左右の脳の連携を封じられると、男性脳並みに連携の悪い脳になる。光ファイバーが引かれていても、処理速度の遅いパソコンを使っていたら意味がないのと一緒だ。

そのようなわけで、戸籍上の性別と、脳の性別は必ずしも一致しない。しかも、男性か女性かのON／OFFではなく、「女性脳よりの男性脳」とか「男性脳よりの女性脳」などの中間値があるので、「個体の脳」に照準を絞れば、その状態は千差万別なのである。

また、「男性として生きられない男性」はあっぱれな女性脳の持ち主であり、逆もまたそう。そして、ゲイの脳には、一般的な男性脳や女性脳にはない特性が備わるので、生物多様性の論理にのっとって、その存在意義は大きい。……となると、性同一性障害は「障害」ではない。脳科学的には至極ノーマルであり、単に少数派というだけのことだ。

†この世に二つの脳があるということ

このように、男女の脳は違う。
装置として見立てれば、まったく別の装置である。

片方は、高い空間認識力を有し、獲物までの距離を正確に測って狩りをし、複雑な図面も読むし、ビルも建てるし、飛行機も飛ばす。目の前のことに気づかず、大切なひとの心の機微にとんと疎いが、究極の事態に強く、死ぬまで頑張れる脳である。
もう片方は、目の前をなめるように見て、他者の体調変化や食べ物の腐り具合を見逃さず、おしゃべりによって潜在情報を収集し、それを何十年経ってもとっさに使える臨機応変脳だ。

片方は、無茶な冒険や競争をして新天地を開拓し、のんきに遺伝子をばらまく。もう片方は、生活空間を大事にし、生殖相手の遺伝子を厳選して独占しようとする。

片方は、継続して責務を果たした相手に愛着がわき、もう片方は、共感してくれる相手に愛着がわく。

片方は、成果評価がなければやる気を失い、もう片方は、ねぎらいのことばがなければやる気を失う。

自然を司る神は、人類に必要な感性を真っ二つに分けて、男女それぞれの頭蓋骨に搭載したらしい。これらを一つの頭蓋骨にハイブリッドに納めようとすると、頭蓋骨の容積が格段に大きくなるし、とっさの判断が数秒も遅れることになる。人類という系で見れば、こんなに合理的な「種の保存」システムは他にありえない。まぁ、うまいことをしたものである。

ただ、脳にとって哀しいことは、自分にない機能を認知さえできないということ。ということは、男女は、たいてい相手を愚かだと思いながら暮らすことになる。

夫婦なら、「愚かだなぁ」も愛しさのうち。それはそれで放っておけばいいのだけど、職場の男女となると、これは深刻である。

この世に二つの脳があるということ。

私たち男女は、一組で完成体である。その特性は大きく違い、違うからイラつくけれど、違うからこそ組む意味がある。

社会のあらゆるところで、男女が共に働く時代。すべての大人が、そのことを知るべきだと私は思う。

†苦手なことがある人は幸いである

この章の最後に、言っておきたいことがある。

男女脳論は、互いの脳の得意な分野から、異性の脳を締め出そうとする理論ではないということ。

なぜなら、後天的かつ客観的に手に入れた脳の特性こそが、プロフェッショナリティとして使い途《みち》に富んでいるからだ。

例えば、気が利かない男性脳が、気遣いの能力を手に入れた場合。

経営者に女性社員の感想を聞いてみると、必ずと言っていいほど、若手時代の優秀さを挙げる。入社面接では女子大生の方が、圧倒的に覇気があってそつがない。新入社員の男女を見比べると、立ち上がりは、明らかに女性社員のほうがいい。呑み込みもつかみもいい、と。

イベントの準備会場の助っ人に、新人の男女を送り込んだりすると、その差は歴然である。女の子たちは、周囲の動きを察し、自然にサポートに入るが、男の子の多くは、手をこまねいてうろうろし、「そこの体の大きいの、これ運んで」と声をかけられて、やっとほっとした顔で動き出す。

ところが、この女性社員が上司と呼ばれる立場になって、新人男子の教育を任されると、これが意外に厄介なのだ。自分は物心ついたときから自然に「察して動いてきた」から、それがなぜできないのか理解に苦しむ。

これに対して、「もとは気の利かない新入社員」だった男性上司は、「察して動く」ことを後天的に手に入れるので記号化しやすい。何がポイントかを噛んで含めるように説明できるし、陥りやすいミスも先に予想がつく。どこで励まし、どこで叱ればいいかも手に取るようにわかるのだ。

このことは、ありとあらゆることに言える。

人は、人生の前半、先天的に持っている才能で輝くが、人生の後半は、意外にも苦手を克服して手に入れた才覚によって「プロ」と呼ばれていくことになるのである。

だから、若いうちに苦手に出会えた人は幸せだ。幼いころから人間関係が悩みの種だったのに、営業に回されてしまった……そんなことが起こっても絶望することはない。そういう人の営業術が、後輩を助け、奇跡の売り上げを作りだし、ベストセラー本になったりするのだから。

その意味において、男性脳の得意分野にいる女性や、女性脳の得意分野に身を置く男性たちは、大切なのである。違和感があるから、あるいは、ひとくくりに管理しにくいからと言って、排除するのはあまりにも勿体ない。

違う脳が、そこにいる。マジョリティの人間に見えないものが見え、記号化できないことが記号化できる。ダイバシティ・インクルージョン（多様性の包含）は、この一点において、経営に欠かせない視点なのである。
では、本題に入ろう。

第二章

恐るべき女性脳

——女性脳の取扱説明書《トリセツ》

ここから述べることは、比較的健康な女性脳が、特に抑制を強いられていない状態で、自然に示す傾向について語るものである。脳には当然個体差があり、ここに述べたすべてのことが、すべての女性脳に当てはまるわけではない。

したがって、「自分は違う」とか「うちの妻は違う」というようなことは、いったん置いておいて、「あー、あるある。そういう女性は確かに多いね」というような全体目線で捉えていただきたい。

そうこうするうちに、やっぱり、身近な女性たちにどんぴしゃ当てはまっていることを発見し、功を奏する対処法のいくつかを手にしているはずである。

なお、トリセツについては、すべてを律儀に実行することはない。なぜなら、男と女は不思議なことに（生物多様性の論理から言えば当然なのだが）、コミュニケーション上のある種のもどかしさが愛しさを生み、互いの発想力を培うからだ。「わけわかんない」「なぜ、今、これを言う?」くらいの刺激があっていい。

とはいえ、素の女性脳の、とっさの快・不快の構造を知っておくと、大きなアドバンテージになる。なにしろ、女性たちの不可解な行動に対してストレスが激減し、コミュニケーション・トラブルも楽しめるようになる。これこそが、本書の真の効用かもしれない。

女性の読者の方は、自分がついしてしまうこと、辟易させられる女友達の行動の正当性を知って、女であることをあらためて誇りに思うことだろう。女性脳は厄介だけど、本当に奇跡を起こす。ご自身の女性脳を、どうか楽しんでください。

✝女性脳は実用的である

女性脳の最大の特徴は、右脳と左脳の連携がいいことにある。前章で述べたように、右脳と左脳の脳神経細胞が、密度濃くかつ頻繁に連携しているからだ。

一般に、右脳は潜在意識の範囲にあり、空間認識とイメージの領域、左脳は顕在意識に直結した、ことばや記号の演算領域と言われている。

厳密には、右脳と左脳にきっぱり分けて考えるのはナンセンスなのだが（たとえば、「言語機能は左脳」と言われるものの、言語を操る際に反応する部位は左右脳どちらにもあり、右利きの人の多くは、言語に関わる機能が左脳に偏って局在する傾向がある、という言い方のほうがより正しい）、ここでは、大まかなつかみとして、右脳と左脳には、それぞれに主担当する機能があり、別々の働きをしながら、脳梁をはじめとするいくつかの神経線維の束により情報連携をしている、と捉えてほしい。

その考え方において、イメージ生成（空間認識）を主担当する領域と、記号処理（ことば）を主担当する領域は基本的に左右に分かれており、脳梁が太い女性脳は、この二領域の連携がいい脳ということになる。

平たく言えば、この脳、脳裏に結んだイメージを、過去の経験に照らして素早く意味づけし、どんどんことばに変え、さっさと結論を出す「実用装置」である。

こういう脳は、混沌とした状況で、素早く有用な答えを出すのに向いている。察しがよく、つかみがよい脳だ。

前章にも述べたが、イベント会場の準備に送り込んだりすれば、かなりの手腕を発揮する。

私自身は、保護者として参加した、小中学校のＰＴＡのバザーでこれを痛感した。ＰＴＡのバザーでは、詳細な段取り書のようなものは存在しない（たぶん全国的にどこも似たようなものだと思う）。準備に集まったお母さんたちの役割もざっくりしたもので、各委員会には長がいるものの、バザーに関する決定権は明確には与えられておらず、命令系統もはっきりしていない。けれど、集まった端から、さっさと準備が始まるのである。

「毎年、レジは、ここらあたりに長机を連ねて作るのよね」「あー、ここは、思ったより間を空けないと、子供連れ同士がすれ違えないのよ」「フランクフルトを焼くホットプレートは、ここにこんな感じで置いてあったと思う。そうすると、こっちへ衝立《ついたて》を置かなくちゃね。小さい子が触ると危ないから。去年もそうだった？　あ、そう。じゃ、その衝立がどっかにあるわね。倉庫を見てみてくれる？」ってな感じで、気が付くと、体育館いっぱいに、いつものバザー空間が出来上がっているのだ。

判断に困った場合は、子どもの数が多いお母さんに聞く。経験豊富なうえに、判断力が半端じゃないからだ。

男女共同参画推進の折、ＰＴＡへの父親参加率は増えているが、準備段階から男子が参加すると、かなり面倒くさい。見取り図とか、搬入計画書、当番表と責任者連絡網とか言い出すからね。そんなの一切なくたって、臨機応変の極み＝「子育て中のお母さん脳」は、せいぜい百名の組織なんか、いくらでも円滑に回せる。

この脳があるから、女性たちは、いとも楽しげに日常生活を回せるのだ。

「今日は、餃子にしよう」と決めてスーパーに出かけても、ニラの鮮度が低かったり、牛肉が安売りされていたら、即座に別の献立を考え、冷蔵庫の食材を思い浮かべて、過不足なく食材を揃える。その際に、三日後までの献立はおぼろげに脳に浮かべる。一回じゃ使い切らない食材を、余らせずに使い切るためだ。

その演算をしながら、トイレットペーパーの前を通れば、家の在庫が少ないのに気づいてかごに入れ、近所の奥さんに会えば一通りの噂話を楽しみ、レジに行けば「子ども月謝を払うから、一万円札崩しておかなきゃ」と気づいたりもする。

こんな人工知能、そうやすやすとは作れない。二〇一二年九月現在、先端の研究フィールドでは、人工知能に小説を書かせようとする試みが進行しているようだが、こちらは私でも実現方法の想像がつく。しかしながら、「日常を切り回す主婦脳」については、到底捉えきれない。

たとえば、ニラの購買決定ひとつだって、容易にはルール文に書き下せない。ニラは鮮度が命だが、鮮度が低めに見えても、その日の温度湿度や産地によって大目に見ることもある。茎の太さや、葉の巻きの強さによっても、たぶんジャッジは違う。見た目もそうだが、持ったときの弾性（しなり）や「意外な軽さ」も重要な要素だ。

「鮮度低し」と判定したとき、その分価格が安ければ買うかと言えば、そうでもない。通常価格だと「この季節のニラは、こういうものなのかもね」とあきらめて買うが、値段が格安だと「だめニラ」だと判断して買わないこともある。当然、売っている店の格や作る料理の種類にもよる。その判断を、友人とおしゃべりをしながら、うろちょろする子どもの様子を確認しながら、瞬時にやってのけるのである。線形関数では到底表現できない、超複雑系のこの判断機構は、きっと、本格的な並列処理マシンの登場を待たないと不可能だろう。

さて、そのニラ。かつて我が家の夫は、餃子の材料の買い出しに行き、ニラがないのに、他の食材を完璧に揃えて帰ってきたことがある。代替野菜の気配もない。「ニラがないのに、餃子の皮七十五枚？　どうするの？？？」「あー、なるほど」

すべての男性脳がそうとは言わないけれど、似た話は本当によく聞く。「夫の家事参加っていうけれど、あれ、どう思う？　私は、逆にストレスになるのよね。買い物に出せば、何か一品が足りないだけで、もう破綻するし。台所じゃ、なぜかこっちの動線に立ちふさがって邪魔になる。冷蔵庫を開けようとすると、冷蔵庫の前にいるし、茹でたほうれん草を水に放とうとすると、流しの前にいる。あれ、なんでー？」「わかる、わかるぅ」というのは中年主婦の定番の愚痴である。

どうも夫の家事参加は、妻の家事力が未熟なうちに仲良く一緒に始めるか、役割分担を決めて「無駄に協働しない」ことにするか、どちらかしかないようだ。

†女性脳はたしかに思い込みが激しい

一方で、優秀な女性脳ほど、思い込みが激しくなるのは否めない。

なにせ、脳にイメージが結んだ端から、さっさと意味づけしてことばに変え、アクションにつなげてしまうのである。さっさと意味づけするには、目の前の出来事を「自分の過去の体験」と乱暴につなげてしまうしかない。デリケートに分析している暇はないのである。すなわち、人の話を、上手に曲解して、すべて自分の経験につなげてしまう。だからこそ、あっという間に、目の前の状況に対応できるのである。

稼働歴五十年を超えたベテランの女性脳たちは、本当に人の話を聞かない（ように見える）。「わかる、わかる」と言って、全然違う話を持ち出し、自論を押し付けてくるのでかなわない、と周囲には思われているはずだ。けれど、関係ないところから持ち出されたはずのこの自論が、結果、けっこう的を射ていたりするのである。

その「おばちゃん脳」を、殺人事件の解明に使って痛快なのが、アガサ・クリスティの「ミス・マープル」シリーズである。イギリスの片田舎に住む人の良い老婦人が、縁あって難事件に取り組むことになるのだが、「あれは、いつだったかしら」を枕詞に、事件とは一見無関係な自分の体験、たとえばメイドがついたなんでもない嘘のことや、新しい帽子をかぶった隣人を他の人と見間違えた話なんかを披露しながら、犯人の狡猾なトリックを見抜いてしまうのだ。「小さな村を一歩も出なくたって、日々の暮らしの中に、人間のドラマはすべて揃っている」というのが、このシリーズに一貫した哲学だ。

そうはいっても、ミス・マープルが「世間話」に入って、滔々《とうとう》としゃべり続けると、周囲の男性たちは耐え難い苦痛にさらされる。それでも、騎士道精神をもつイギリスの紳士たちは、年上の女性の話を頭ごなしにバカにしたり、遮ったりはできないので、脂汗をかいて耐えるのだ。それが笑えるのだが……。

私は、このシリーズを読む度に、女性脳のありよう（厄介に見えて、ときに抜群に役に立つ）と、周囲の受け止め方に普遍の真理を感じて、しみじみしてしまう。

きっと、今も、たくさんのミス・マープルが世界中にいるに違いない。マーケティングの会議で、私事を延々としゃべるので「なんだ？　無駄話が過ぎるぞ」と思っていたら、いきなり新製品のアイデア（しかも秀逸）を出すとか。

「彼女は、思い込みの激しさと無駄話さえなければ、最高なんだけど」というのは、実に大きな矛盾をはらんでいる。「最高の臨機応変なアイデア」は、思い込みと無駄話なしには出せないのだ。それが、脳という装置の特性なのだから。

セント・メアリ・ミード村の紳士たちがミス・マープルのおしゃべりに辟易しながらも敬意を表するように、日本の紳士たちも、稼働年数の長い女性脳のおしゃべりに、敬意を表してもらえないものだろうか。

女性脳トリセツ1　とにかく、話を聞く

というわけで、女性脳を活かそうと思ったら、「何が言いたいかわからない、長い話」もバカにせずに聞くことだ。これは、とりもなおさず、女性脳の好感度を上げる方法でもある。

コツは、一つ一つの話題の整合性にあまり頓着しないことだ。「ベランダのひび割れと、飛行機のチケット予約は違う話だろ」とか「何が言いたいわけ？」などと、話の交通整理をしようと試みないこと。くたくたになる上に、「話の腰を折る」とムカつかれるだけだから。

それに、長い話の果てに、全然違うと思ったものにとんでもない類似性を見出すかもし

れない。そこに、この世の秘密があるかもしれない。いくら理詰めを重ねても出ないような、思いもよらない解決法やアイデアが飛び出すことだってある。

あるいは、話が発散して終わってしまうかもしれないが、だとしたら、最初の命題の重要性がいまいちだったってことである。ちょっとしたストレスが、おしゃべりでまぎれたなら、それもまた万々歳である。

†女性脳に大切にされると、長生きする

女性脳は、感じたことに素早く意味づけをして生きている。この意味づけは、あまりにも速いので、本人の意識に上っていないこともある。

たとえば、買い物に行ったドラッグストアで、急に風邪薬が目に留まる。「そういえば、風邪薬、もう何年も買い換えてないわね」と気づいて、買って帰る。その晩、家に帰ってきた夫が「風邪をひいたようだ。風邪薬ない？」と言い、「あら、ちょうど今日、買ってきたのよ」と答える。そんなことが、女性の日常には当たり前のように起こるのである。

おそらく、朝家を出るときのわずかな体調変化を、見逃していなかったのだ。

ベテラン主婦なら、「あらまぁ、ちょうど〇〇したところ」というセリフを、たぶん週

に一回は使っていると思う。誰かのことを気にしていたら、電話が鳴った。なんとなくソーイングセットをバッグに入れてきたら、ボタンが取れた……などなど。

女性は勘がいい。その理由は、目の前の大切な人やモノやコトのわずかな変化も見逃さず、感じているからだ。あるいは、目の前にいなくても、脳の中の記憶をなめるようにサーチして、そのほころびやひっかかりに気づく。

その速度があまりにも速く、その回数があまりにも多いので、顕在意識に上るか上らないかのところで、「触れるように」感じることになる。先の風邪薬の例のように、顕在意識での自覚がないままに、言動につながっていくことも多い。そうして、本人も知らず知らずのうちに、大切な何かを守るように行動し、トラブルが起こるはるか前に自然にリスクを回避しているのだ。だから、女性に大切に思ってもらうことは、存外、大事なことなのである。

あるお寺の住職が、「妻に先立たれた男性は、三回忌を待たずに逝くことが多い。逆は長生きしますのにね」とおっしゃった。女性脳に大切に思ってもらうことは、やっぱり統計上も意味があるらしい。

これは、家族だけじゃない。仕事だって同じことだ。女性スタッフに愛される店は衰退しない。女性部下に大切にされる上司は出世する。新たなプロジェクトを立ち上げるときに、女性スタッフに愛されるかどうかは、大きなキーファクターなのである。

女性脳トリセツ2　とにかく、傍に置く

というわけで、ビジネスの長い成功のためには、女性のキーパーソンを育てることである。うんざりしても手を焼いても、組織に女性脳がいる価値は、目に見えないところで深い。結婚も、面倒くさがらずにしてみることだ。

†女性脳は「察してナンボ」の脳である

ここまでに述べたように、女性脳は、大切な対象に意識を寄せて、ささやかな変化も見逃さず、意図を察して生きている。だから、察することが、愛情の証だと信じているのだ。

先日、オムレツを作ろうとして卵を割った。その殻を捨てようとして振り返ったら、息子が、ごみ箱のふたを開けて待っていてくれたのだ。「え、どうして?」と聞いたら、「通りすがったら、ハハが卵割ってたからさ。四つ分の殻を持ったら、両手がふさがるでしょう?」とにっこり。胸が、きゅうんとなった。だから、息子は愛される(微笑)。

動線を読んで、これから起こるべきことを察し、先んじてフォローしてくれる。これは、女性脳的には「いつも大切に思っている」ことの証なのである。自分たちが、「大切に思う対象」に対して、自然にやってしまうことだからだ。

一方で、男性脳には、本来ここまでの察する機能はついていない。経験によって培われるオプション機能なのである。なのに女性たちは、その「察しなさ」を、愛情の低さ、関心の低さだと思ってしまう。切ないことである。

ちなみに男性脳は、大切なものに対して、習慣的に責務を果たすことを旨とする。毎月生活費を渡し、毎週決まった日にごみを出してやり、毎日同じように帰宅する。これは、十分に「大切にしている」証なのである。

日々の義務を淡々と果たし続ける男性脳は、気の利いたフォローをくれる男性脳よりずっと、大切に思ってくれている。本当のところ、女も理屈ではわかっているのだが、いかんせん「女心」が寂しがる。

そう考えると、欧米社会のレディ・ファーストは、よくできていると思う。女が嬉しがる「気の利いたフォロー」を、男の責務として課してあるのだもの。

ドアを開けてやる、椅子を引いてやる、コートを着せてやる、階段では必ず下段に位置して、躓《つまず》いても支えてあげられる体勢を見せる。男性脳のほうは習慣的責務としてやっているのだが、女性のほうは「いつも大切に思ってくれている」という満足度に加算する。両者の好感度を上げて、二者間の愛を培う、美しいマナーではないかしら。男女平等論の下に、消えてしまうのは惜しすぎる。

察する機能が基本的についていない男性脳に、脳を知るものとして、察しろとは言えない。この件に関しては、処方箋はただ一つ。「女があきらめること」である。

残念ながら、男たちに「察して、先んじてフォローしてくれること」は期待できない。たとえば、食事が出来上がる気配を感じて、食卓を片づけ、テーブルセットしてくれること。両手がふさがっているのに気づいて、ドアを開けてくれること。そろそろ寂しがっているんじゃないかと察して、「月がきれいだよ」などと用もないのにメールをくれること（逆に言うと、こういうことをすれば、男子はモテるんだけどね）。少なくとも、女性たちは、そんなことで愛情や関心の度合いを測ってはいけない。自分は愛されていないと、無駄に卑下することになるからね。

女性脳トリセツ3　言ってくれればやったのに、は禁句

ただし、男性たちにも、ことを深刻にしないためのコツを言っておく。

「察してナンボ」の女性脳は、「言ってくれればやったのに」というセリフに、想像以上に傷つく。男性の多くは、思いやりで言うこのセリフ、女性脳的には「察することを放棄することば」に聞こえるからだ。

サンケイリビング新聞社のアンケート調査でも、このセリフは「夫のムカつく一言」ランキングで、堂々の第二位になっている。ちなみに、第一位は、「俺は働いているんだぞ。誰のおかげで食えてるんだ」で、論外のセリフ。そう考えると、「言ってくれればやったのに」は、実質第一位と言っても過言ではない。今後の人生で、このセリフ、二度とお使いにならないように。

ちなみに、第三位は「何、怒ってんの?」だそうだ。「あなたのせいよ」＝「やりきれない気持ちをここまでアピールしてるのに、自分の、あのことのせいだと気づかないなんて、どこまで察しないつもり!?（怒）」ということらしい。

「言ってくれればやったのに」を言いそうになったとき、口にすべきは「気がつかなくて、

ごめんね」「察してあげられなくて、ごめんね」である。

冷蔵庫の氷が切れてしまったとき、我が家では、男子諸君から「タンクの水、足しておけばよかったね」「夕べ、最後の氷を使ったとき、タンクを確認しておけばよかった。気づかなくてごめん」と口々に声がかかる。これは、かなり気持ちいい。大切にされてるなぁとしみじみ思うので。

実は、冷蔵庫の氷に関するこの思いやりは、我が家では特別なのである。四年前、自動製氷してくれる冷蔵庫が我が家にやってきたとき、氷を容器から外す手間から解放された私は「魔法みたい〜」とはしゃぎまくった。冷蔵庫の納品が私の留守中に行われ、最初のタンクの注水を息子がやってくれていたので、「本当に何もせずに氷ができる」と勘違いしてしまったのだ。

二日後、トレイに氷がなくなって、タンクに水を補充しなければ氷はできないと知ったとき、「魔法じゃなかったんだ」とつぶやいて、涙をこぼしてしまった。こんなにがっかりしたのは、十八の春、大学受験に失敗した時以来じゃないだろうか。がっかりしたのは、一割は製氷機に、九割は「水道栓とつながった完全自動」だと思い込んだ能天気な自分に、である。これでも理系である。呆けたのかもしれない、とも思った。

主婦（家事に関しては決して非を認めない女子）の目にも涙、を見た我が家の夫と息子はかなり慌てて、「大丈夫。ぼくらが、魔法みたいに、タンクに水を入れてあげるから」と言ってくれたのだ。

それ以来、実際は九割がた私がタンクの水を入れているのにもかかわらず、水が切れた時の責任は自分たちにあると思い込んで、「気が付かなくてごめん」が降ってくるのである。男性脳的には、責務を果たせなかった悔恨を感じるからだろう。けれど、私の女性脳は、それを「察しへの努力」と受け取って、幸福感に満たされる。ちょっとずれているが、結果オーライである。

そこで、私は考えた。男性脳には、察することを期待するより「明確な責務」をあげたほうがいいじゃないかと。

「〇〇は、あなたにお願いするわね。よろしくね」と言っておけば、この件に関しては、察して動いてくれるように見える。彼らは任務遂行として、計画的に進めるのだけど。結果、女性脳は愛情に満たされ、男性脳は任務遂行による充足感に満たされる。これは、かなりいい手である。

†女性脳には、男の隠し事なんてバレバレである

女性脳の観察力は、「本人」（顕在意識）の想像も超える。最初の変化は、無意識の領域でキャッチしているだけだが、同方向の変化が重なると、「なんとなく」自覚が始まり、ひたひたと確信を深めていく。

ある企業のセミナーで、女性社員から質問を受けたことがある。「私は人事部所属なのですが、ヘッドハンティングのかかっている社員が、なんとなくわかるんです。ただ、理屈では説明できないから、上司に進言しても『きみの気のせいじゃないの』とスルーされてしまう。でも、実績は、百発百中ですよ。彼の意見を尊重するとか、評価を急ぐとか、優秀な技術者の流出を防ぐ手立てはいくつかあるのに、その手を打てないうちに、辞められてしまうのはとても惜しいです。なぜわかるかは、自分でもわからない。こういう直感を、男性上司に納得させるには、どうしたらいいでしょうか」

「本当に惜しいのは、あなたが軽んじられていることね」と、私はため息をついてしまった。この女性社員が、会社や会社の技術を大切に思っていることが、ひしひしと伝わってくる。大切に思う対象に対して、鋭敏な女性脳に映る何かは、理屈を超えて意味があるの

に。

さて、彼女に対する回答はこうだ。「無駄のように見えても、誠実に、自分のできることを繰り返してください。やがて、彼女の直感はバカにできない、と周囲の男性たちが悟ったら、向こうから意見を聞いてくるようになる。そうなったら、こっちのものよ」

彼女の上司にも、本当は言いたいことがある。「こういう感性を明確に評価する仕組みを作らないと、やがて彼女自身がヘッドハンティングされて消えてしまう。彼女にとってはステップアップだからそれでいいけれど、組織は、いったん生命力を失う。女性脳の誠実さを便利に使いまわしているだけでは、危ないですよ」と。


会社でだってそうなのである。もちろん、パートナーの隠し事を見抜かないわけがない。

先日、私の友人が、趣味仲間の男子の隠し事に気がついた。理由は、「最近、どうしてる?」と、彼女を気づかったからだそうだ。「彼は、日ごろ、私の機嫌を窺うようなことはしない。何か後ろめたいことがあって、自分のことを話したくないから、先に質問を仕掛けてきたのじゃないかしら、と思ったの」だそうだ。ここまで論理的に説明できなくても、同様の直感は、女性脳ならするりと降りてくる。

向田邦子の小説に、夫が玄関に活けてある花の名を口にしただけで、浮気に気づくシーンがある。無骨な夫が、こんな花の名を知っているのは不自然だ。しかも、わざわざ口にするなんて、比較的最近仕入れた証拠。この花に由来した名の女性が近くにいる……と。怖いでしょ？　そう、女性脳は、まことに恐ろしいのである。

ただ、健康な女性脳の場合、「信じたくないものはあえて顕在化しない」作用が働くし、成熟した女性脳なら、「どの恋にも終わりがある」と知っている上に、〝傍恋〟の後ろめたさがあるくらいのほうが操縦しやすいのも承知なので、あえて騒がない。そんなこんなで、事なきを得ることが多いだけだ。

紳士諸君は、その〝傍恋〟、ばれていないだなんて、ゆめゆめ思いませんように。

女性脳トリセツ4　過去の浮気を告白してはいけない

女性脳には、どんなに年月を経ても、過去の浮気について告白してはいけない。あえて顕在化せずにしまっておいた「感覚」を呼び覚ますことになるので、男性脳の想像を超えて生々しく五感の記憶を解凍してしまうことになる。

その臨場感は、「現在進行中」とまったく遜色はない。女性脳において、「すでに終わった」ことは、何の免責にもならないのである。しかも、人生をやり直せるうちの浮気発覚より、もうやり直せない人生の傷を知らされる方が何倍も悔しいので、熟年になるほど要注意である。

†女性脳は、年齢と共に大きくなる知恵袋である

過去の感覚を臨場感たっぷりに想起する女性脳の能力は、当然、浮気発覚に限られて使われるものじゃない。

女性と暮らしていると、何十年も昔のことを、幾度となく蒸し返されるので、辟易することがあるはずだ。「あなたって、思いやりに欠けているのよ。アキラのつわりのとき、私にどんなひどいことを言ったか、あなた覚えてる?」(そのアキラ、すでにして三十八歳)みたいなこと。

実はこれ、子育てのために備わった女性脳の標準装備=臨機応変力の副作用なのだ。

女性脳は、ワーク領域(今の会話や思考に使う、脳の一次処理の領域)に、過去の関連記憶を一気に展開する才能を持つ。

人類は一個体が残せる子供の数が少ないので、子育ては常に「新しい問題解決」との対峙になる。それを何百世代にもわたって培ってきた女性脳は、いつからか「新たな命題に対して、人生の記憶を総動員して瞬時に答えを出す」機能を備えるようになったようだ。

たとえば、幼い子どもが夜中に熱を出したとしよう。いつもとは熱の上がり方が違うので心配だ、とはいえ救急車を呼ぶほどのこともない、あぁどうしよう……こんなとき、女性脳は、数年前に公園で立ち話ししたママ友達の体験談を思い出したり、三十年前に母親が自分にしてくれたことを思い出したりして、今目の前で苦しんでいる子にしてあげられる最大限の出力を行う。

この能力は、ビジネスシーンにおいても遺憾なく発揮される。

商品開発の現場では、日常生活と人生のあらゆる視点から、アイデアを出し尽くしてくれるし、営業トークでは、顧客の抱える問題を、自らの人生になぞらえて深く共感しながら、臨場感たっぷりに提案していく。ちなみに、この手法、TVショッピングの女性司会者のトークに顕著である。「ここのカサカサ、私たち女性は気になりますよね〜」。特に暖房の季節。私なんか、ストッキングが引っかかって、何枚も駄目にしちゃう。ね、そうでしょ?　お客様ぁ〜」といった具合だ。

すなわち、女性脳は、目の前の問題解決のために、過去の関連記憶を一気に引き出してダイナミックな答えを出す、究極の臨機応変脳なのである。

もちろん、熟練の技を身に付けた男性脳も、神聖な責務に対しては、同様の能力を発揮する。しかしながら、女性は、「大切に思う対象」に対し、生活全般あらゆることにおいて、幼いうちから自然にこの能力を発揮するのである。その射程範囲の広さにおいて圧倒的なのだ。

こういう仕組みだから、女性は、長く生きるほど、瞬時に参照する「経験」が増え、より精度の高い解答が出せるようになる。当然、自らの出した解答への確信も深くなるのである。

「女性の年齢は、見た目をどうごまかしても、発言のゆるぎなさでばれる」と言った人生達人の男子がいる。

ものごとの白黒をつけるとき、若い女性なら、「これ、白ですよ」と断言しながらも、その表情や語尾のイントネーションに「……と思うんですけど。ですよね？」というニュアンスが匂い立つ。三十代も後半に入ってくると、すぱっと言い切るようになる。五十代にもなれば、黒を白と言ったことがばれても動じない。なじっても、「あのときは白に見えたんだから、しかたないんじゃない？」と言って悪びれもしない、と。まぁ、たしかに、その通りである（苦笑）。

余談だが、イタリア語では、年齢を言うのに、英語のhaveに当たるhoを使って、Ho 53 anni（オ　チンクワンタトゥレ　アンニ／五十三年分持っている）という言い回しをする。これだと、なぜか年齢が多いほうが勝ったような気分になるから愉快だ。

これは、女性脳の実感にかなり近いと思う。というのも、女性は、自分より年下の女性を軽く見る傾向にある。暗黙のうちに「脳には、年齢を重ねないと到達できない何かがある」と知っているからだろう。

私が四十二歳で男女脳のエッセイを出版したとき、「特に四十代の女性に読んでもらいたい」と編集者に話したら、「にわかには無理ですよ。女性は、自分より年下のエッセイストの本は買わないから」とおっしゃった。事実、感想メールをくださるのは、女性の場合、九十九パーセント、私と同年齢以下の方たちだ。今では、四十代はすべてが私にとっては「妹」たちなので、当初の望み通りに、本を手に取ってもらっている。

ある高級ブランドの靴売り場で、若い女性のシューフィッターをすべて中年の男性に替えたら、売り上げが伸びたという実績もある。

ある老舗高級菓子メーカーが、二十代の女性ばかりの開発チームを作って「究極のスイーツ」を開発し、「ガールズメイク」であることを強調すると言い出したとき、私は大反対した（一九九〇年代から二〇〇〇年代にかけて、「女性が開発した」という売り文句が流行った時代があったのだ）。「この価格帯なら、ターゲットはオトナの女性ですよね。彼女たちは思いますよ。二十代の女の子の経済力と持ち時間で、いったいどれだけのスイーツを食べてきたの？　私たちを馬鹿にしないでね、って」と。結局、このプロジェクトは強行されたらしいが、噂にも上らなかった。

女性市場を攻略するとき、「女性は、年下の女性のアドバイスを否定はしないが、たいして上質だとも思えない」というセオリーは、覚えておいた方が得策である。

ただし、五十代以上の女性は、たとえ年下でも、五十代の女性の言うことは尊重する。「十分、経験を蓄えましたね」と見えるのかもしれない。

というのも、ヒトの脳は男女とも、五十代半ばから知の大団円＝連想記憶力という力がピークになり、最大の出力性能を示すからだ。連想記憶力は、ものごとの本質や人の資質を見抜く力。ただし、出力に最大限の力を発揮するこの状態の脳は、入力系統については、かなり疎かになるので、新しい世界観を受け入れるのは容易ではない。新しい電子機器のマスターなど、人によっては絶望的に感じるかもしれない。また、日常のちょっとした記憶を「なかったかのように、すっかり忘れる」ことも起こるようになる。まぁでも、それらは、単なる老化ではなく、未知の才能を引き出すための反作用のようなもの。情報端末になじめないことや物忘れなんかにへこむ必要はない。

入力系の感度のよさで脳の価値を測られてしまったら、当然「使い物にならない」ように見えるが、脳の価値を「混沌とした事象において、確信の深い、本質的な答えが出せる」ことにおけば、年下の誰にも負けない。だとしたら、五十代半ば過ぎたら、自分自身の勝負どころを変えなければね。自分自身が若さにこだわって、あえて不利な場所にいることはない。

男女脳論にも、それが言える。

男女の脳には、それぞれに特性があり、その特性を創りだす反作用がある。異性にとっては、その反作用、厄介な副作用に見えることになる。

女性脳に、公私ともに臨機応変力を与えてくれる、「過去の関連記憶を、一気にワーク領域に展開する能力」。これには、その厄介な副作用がある。

パートナーが、何か無神経な発言をしたら、過去の同様の発言を一気に想起してしまうのだ。「あなたって、なんて無神経なの。あ〜、あのときも、あのときも」という具合にね。

しかも、感性のキーで引き出した記憶は、臨場感たっぷりに解凍されるので、何十年も前の失言にも、今まさに起こったことのように生々しく腹が立つ。男性にしてみたら、既に謝って治めたことを蒸し返すなんて「卑怯じゃないか」と感じるのだろうが、この「生々しさ」は脳が勝手にやってしまうことなので、残念ながら、私たちにも止められない。

今の無神経な発言を引き金に、過去のすべての無神経な発言を一気に想起する。なんとも恐るべき女性脳である。しかしながら、この能力があるからこそ、初めての子育ても、初めての夫の介護も難なくこなして生きていくのが私たちだ。

女性脳トリセツ5　過去を蒸し返されたら、優しくあやまる

というわけで、やりくりが上手で、子育ても難なくこなし、将来はきっと誠実に介護もしてくれるに違いない妻の、ときおりの「蒸し返し」は、だからまぁ、「機械にオイルを注《さ》す」ようなもの、つまり女性脳のメンテナンス作業として、ムカつかずにやり過ごして

もらえると幸いである。

具体的には、過去を蒸し返されたら、何度でも優しくあやまること。しかも、自分の心のしこりには残さない（傷ついたり、反省したりしない）のが正解。

というのも、女性脳が、過去のシーンを臨場感たっぷりに再現できるのは、「現役の縁」に対してのみだからだ。「切れた縁」については、潔いほど、記憶の糸をぷっつり切ってしまう。過去の男は、過去の男。未知の男よりずっと遠く、果てしない。

以前、パーティで同席した中に、五十代の離婚経験者の女性が三人いた。そのうちの一人が「元夫の名前が思い出せない」と言い出したら、もう一人が「私も」と言い、もう一人は「まさか。私は覚えているわよ。……あ、でも、字が思い出せない」と言い出した。離婚経験のない同席者たちは「信じられない」と言い合ったが、過去の恋人の名前を全部思い出せた女性は皆無だった。

というわけで、過去を蒸し返されているうちは、「現役の縁」だってことだ。何十年も前の発言をとやかく言われても、くそいまいましいと舌打ちをせず、「かわいそうなことをしたね」とあやまってあげてほしい。何度も言うが、当の女性脳のほうは、「今、そこで起こったこと」のように傷ついているのだもの。

女性脳トリセツ6　女性がキレたら、理由を追求せず、ただ真摯にあやまる

副作用は、もう一つある。女性脳は、いきなりキレる（ように見える）。男性からしたら、とても些細なことに、ときに、とんでもなく感情的になるように見えるのだ。

理由は簡単である。今の一回しか見ない男性にとっては「一円玉ほどの些細なこと」なのだろうが、私たち女性脳にとっては、「溢れそうになっているコップに落ちた〝最後の〟一円玉」だ。水は溢れ、取り返しがつかない何かが起こる。

当然のこととして、私たちは感情が溢れてキレまくるわけだが、男性は、とぼけた顔をして、「こんな些細なことに感情的になるなんて、お前も更年期じゃないか」とか余計なことを言う（くわばら、くわばら）。

女性がキレたときは、「今、目の前で起きたこと」のみならず、二人で過ごしてきた人生時間のすべてにわたる壮大な憤りがそこにあることを、どうか、心してほしい。女性は、傷ついているのだ。何十年分もの記憶によって。

したがって、女性がキレて溢れたら、真摯にあやまる。これしかない。

我が家の息子は、私がキレたら、すかさず「たいせつなハハに、こんなことで迷惑をかけて申し訳ない」と言って、手を握る。「門前の小僧、習わぬ経を読む」で、これを五歳の頃からやっている。

小学生のとき、宿題を忘れ続け、三者面談で親子して先生に叱られたときも、帰り道に「大事なママに、こんなことで心配かけてごめんね」と言って、手をつないでくれた。高校生のとき、何日も前の弁当箱を出してきた朝も、「弁当箱は、毎日出しなさいって言ってるでしょ！ こんな季節に、しかも焼き肉弁当の脂が何日も……信じられない!! だいたい、あなたは、弁当作りに感謝がないのよ」といきり立つ私に、「あー、大切なハハに、こんな臭いをかがせて本当に申し訳ない」と背中を撫でてくれていた。

こんなセリフを言われて、キレ続ける女はいない。ぜひ、あなたらしい応用編を考えて。

とはいえ、キレ方がひどいと（ということは、過去の所業累積がひどすぎると）、あやまるくらいじゃ収まりがつかないこともある。そのときは、嵐が過ぎるのを待つしかない。「雨の中に捨てられた子犬」のような、途方に暮れた風情でいてください。女性のほうは、なんだか哀れになってトーンダウンが早まる（こともある）。くれぐれも、理路整然と、自分が正しいことの証明を試みないように。正しいことを証明してしまったら、いっそうキレて手が付けられないのが、恐るべき女性脳なのだから。

女性脳トリセツ7　答えようのない質問に善処する

いったん溢れたら手が付けられない女性脳だが、溢れる前の対策もある。

女性は、溢れる直前に、答えようのない質問をする癖がある。「あなたって、どうしてそうなの？」とか「仕事と私、どっちが大事？」などがそれ。

「あなたって、どうしてそうなの？」

そう聞かれて、どう答えればいいのだろう。どう答えてもらうつもりで、女性たちは、それを言うのだろう。模範解答は思いもつかないのに、私もよく、このことばを口にしてしまう。

「仕事と私（家族）、どっちが大事？」には、一般解はある。どっちも大事、と言う論法。

「家族が大事だよ。でも、そのためには仕事も大事じゃないか」というあれだ。

でもね、「仕事と家族、どっちが大事？」を投げつけたシチュエーションで、この回答を聞いて、「あー、本当にそうね。あなたの仕事のおかげで、私たち家族が今日も暮らしていけるんだわ。変なこと言って、ごめんなさいね」と改心する妻が、どこにいるのだろうか。

正直言って、幼い子供がいる家庭より、職場のほうがずっと楽だ。私は、子育て中、熱があったりして身体が辛いと、いつもより早く会社に行った。育児付きの家事をこなすより、仕事をしていたほうが、ずっと楽だったからだ。専業主婦の妻を持つ男性の場合は、これに「不機嫌な妻」が付録でついていたりするわけで、「仕事」だと言って、軽く休日残業する方が、ずっとずっと楽だったりする。

そんなことはお見通しだから、この質問が飛び出すのである。いまさら、仕事の責任について御託を述べられても、妻の機嫌が直るわけがない。じゃあ、どう答えればいいのだろう?

ちなみに、熟年離婚を切り出すときに、最も多く使われるセリフは、「私たちの結婚って、意味がないと思わない?」だそうだ。これも、答えようがあったら、教えてほしい。私にだって、わからない。

さて、しかしながら、心配はない。答えようのない質問には、いちいち答を考える必要はない。対処方法はたった一つ。心から悔い改めること。それだけである。

これらの質問、意味は皆一緒なのだ。それは、「あなたには、ずっと期待してきたけれど、心底がっかりしたわ。もう一回同じことをしたら、キレるから覚悟してね」である。

したがって、答えようのない質問が出たら、「あー、きみを傷つけたのか。申し訳ない」「きみたちに寂しい思いをさせているんだね、すまない」と、反射神経であやまってしまおう。また、なじられたことを、しばらくは繰り返さないことである。

ちなみに、新宿のナンバーワンホストは、「ジュンちゃん、あのお客さんと私、どっちが大事なの？」と聞かれたら、「きみにそんな質問をさせたのが悲しい」と言ってうなだれるそうである。「私たちの関係って、お金の関係ね。意味がないのよね」と言われても、同じ回答で済ます。参考になれば、幸いです。

✝女性脳には、一秒たりとも無駄話という時間はない

女性脳に、臨機応変さをもたらす脳の演算＝何十年分もの記憶を一気にサーチし、必要なものを瞬時に引き出すこと。脳の経験データベースは膨大なのに、それができるのはなぜだろうか。

一つは、脳の学習効果による。何度も使う脳神経回路には、電気信号が行きやすくなるという特性があるので、同じ経験が重なれば、当然、処理は速くなる。プロフェッショナ

ルの領域で、深い洞察と正しい判断が瞬時に下せるようになるのは、このおかげだ。

しかしながら、女性脳のそれは、初めての子の、初めての発熱のような「未経験の命題に対する」記憶処理においても、鮮やかに発動するのである。

おそらくこれは、私たちの女性脳が、記憶に、情動のヘッダを付しているからだと思う。ヘッダとは、記憶を引き出すための「見出し」のようなものだ。

私は、かつて、夜中に熱で苦しむ息子を抱いて、心から困惑したとき、記憶の中から、同じ匂いのするものを引き出したのを自覚している。

その何年か前、公園で立ち話ししたママ友達が、子どもの発熱に困惑して一一九番に電話をしたことを話してくれた。救急車を呼ぶほどではないと知った消防署は救急相談センターの電話番号を教えてくれ、救急相談センターでは、家庭での対処法と、いざというときに駆け込める、地域の救急指定病院を教えてくれたという。呼吸と心拍がしっかりしているのなら、病院に運び込んでも、冷やすことと水分補給がその初期対応。だったら、家でそうしてあげたほうが、子どももずっと楽だと覚悟が決まった。心底ほっとした、と彼女はため息をついた。

「夫もいなかったし（いたとしても頼りにはならないと思うけど）、誰もいない真夜中に、ぐんぐん熱が上がってきて、苦しそうにする子どもを抱いてたら、本当に怖かった。子どもに死なれる以上の苦しみなんて、想像もつかない」と言う彼女に、私は幼い息子を抱き寄せながら、心底共感してうなずいたのだった。

その彼女の困惑と恐怖心に共感した情動をヘッダにして、その情報はしまわれていた。自分が同じ状況に陥ったとき、私の脳裏には、彼女が口にした電話番号が即座に浮かんだ。彼女の安堵のため息を、たった今聞いたかのような気がした。

女性脳には、「自分が深く感じ入った情報」や、「誰かが深く感じ入ったことに共感した情報」が、そのときどきの心の動きをキーにしてしまってある。これらの情報は、いつでも素早く、みずみずしく解凍できる情報であり、これを頼りに、女性脳はダイナミック演算をしてのけるのだろう。

だからだと思う、私たちが蘊蓄にあまり興味を感じられないのは。女性脳にとって重要なのは、「どう感じたか」であって、体系だった知識や蘊蓄じゃない。どこどこの何が美味しかった、幸せだったと口々にさんざめくのが楽しいし、後々ためになるのであって、「そもそも○○とは」と語られても、なかなか頭に入らないのである。

というわけで、女性たちは、顔を合わせれば、今の気分や自らの最近の経験を、口々にしゃべり散らす。ひとしきり、とりとめのない会話を交わさないと本題に入れない。男たちは、これを「無駄話」と呼ぶが、この行為には意味がある。「感じたこと」を交換し合って、何十年経っても使える情報を蓄積し合っているのである。そうして、後の人生で、この情報をたぐって、大切な人のいのちを守ったり、営業トークに使ったり、商品開発に役立てたりしている。私たち女性には、無駄話と言われる時間は、一秒たりともないのである。

†女性脳は、共感してくれる相手に愛着がわく

共感をキーファクターにして知恵を深める女性脳にとって、会話とは、互いに自分の気持ちや体験を喋り散らし、「わかる、わかる」と共感し合うことを言う。共感で落とすのが何より大事で、蘊蓄でまとめたりする必要はない。脳の中に、客観的な知識体系を作っているのではなく、主観的な情動でつながる、知恵の芋づるを作っているからだ。

もちろん、私たちも、分析を楽しむこともあるし、脳の中に客観的な知識体系を作りもするが、それらも末端では、みずみずしい感性データにつながっている。

私にとっては、脳科学の学びも発見も、日々の暮らしに落として初めて完成だ。「脳機能研究を男女関係や育児に活かした技術者」と珍しがられるが、本当は逆で、脳の機能を理解するためには、それらが人間の日ごろの言動にどうつながっているのかを明確にしないと腹に落ちなかっただけ。しかも、さらに身近な夫や息子の言動につなげると、脳の深い場所で何かがスパークして、クリエイティビティをおおいに刺激される。脳神経回路という普遍の客観モデルが、昨夜の夫婦げんかという私事に一気につながって、さらなる好奇心と発想を生むのである。せっかくだから、その「串刺し」を本にして、楽しんでもらっているだけだ。

普遍の科学さえも私事に持ち込むと言えば、私の場合、宇宙もPTAも一緒。先日は、宇宙創世期に質量を創りだした「ヒッグス粒子」の解説を現役の物理学徒である息子に頼んだら、科学的に説明してくれたあと、「要するに、人気芸人の出待ちファンのようなものだよ。素粒子の軌道にまとわりついて、速度を落とし、重力を創りあげたのさ」とまとめてくれた。「あー、そうなのね。場を作るには、主役だけじゃだめで、わらわらとどこからか湧いて来て、主役にまとわりつく役どころが必要ってわけだ。その辺の幼稚園から政治や経済の大舞台まで、あるいは商品棚の商品たちさえ、すべての場はそうやってできてるんだわ。あ〜、PTAも一緒。なんだか愛おしいわね、宇宙って」と、腹に落とした。「きみは、何でも自分のことに持ち込むけど、ヒッグス粒子までも……」と、夫は絶句していた。私も、我が家の凄腕ミス・マープルのようである（微笑）。

というわけで、崇高な宇宙論でさえ、共感しなければ身につかない女性脳である。「共感」は、コミュニケーションにけっして欠かせない第一要素といえる。だから、共感し合えない会話は、女性脳にとっては非常に不快なのだ。

一方で、男性脳は、共感のためなんかじゃなく、問題解決のために会話をする。たとえば、「最近、腰が痛くて」と妻が言えば、「医者に行ったのか」「早く医者に行けよ」と一刀両断にしたりする。それが一番の問題解決なので、親切のつもりで言うのである。

しかしながら、体の不調を訴えたとき、女性がしてほしいのは、まずは共感だ。「そうか、腰が痛いのか。どんな時、痛む？」→「今年の夏は暑かったから、疲れが出ているのかもしれないなぁ。僕も、先週ちょっと膝が痛かった」→「温かくしなきゃ。ほら、腹巻きして。それで、痛みが引かないようなら病院に行ってほしい。心配だからね」みたいな流れが理想的である。

面倒くさい？　いえいえ、ここにコストをかけておけば、全体のコストが下がるので、かえって合理的である。

女性は、共感してくれる相手に、反射的に好感度を上げてしまう。逆に言えば、共感してくれない相手とは、平和に暮らせないのだ。日常のありとあらゆることがスムーズになると考えれば、我慢して共感してやるくらい、何でもないのでは？　虫歯や歯周病を予防する歯磨きのようなものである。習慣になってしまえば何でもない。いまさら、歯磨きが面倒くさいとも思わないでしょう？

女性脳トリセツ8　ことばの反復と、体験返し

共感できない男性脳に、共感するふりは難しいだろうか。でも、コツがある。相手のことばを反復するのである。

「道が混んでたの」「道が混んでたのか」
「頭が痛いの」「頭が痛いのか」

これに、「たいへんだったね」や「かわいそうに」をつければ完璧だ。

一九六〇年代、アメリカで、医師の問診を代行するコンピュータ上の人工知能が試作さ

れた。「昨夜から熱があって」「二、三日、食欲がないんだ」と入力していくと、適切な抗生物質をチョイスしてくれるというプログラムだ。日本では、保険の利く抗生物質が限られているので実感が湧きにくいが、抗生物質の種類はいろいろあるらしい。

この試みで、ヒトと人工知能との対話における「ことばの反復」の重要性が指摘された。「昨夜から熱があって」と入力されたら、コンピュータから「昨夜から熱があるんですね」というふうに返す。こうして相手のことばを返す仕組みにしてやると、被験者が機械に人間味を感じるようになるという報告である。

私自身、一九九〇年代初頭に、日本語対話型データベースを開発したとき、「ことばの反復」を導入した。

ユーザ「〇〇のデータが欲しいんだ」

コンピュータ「〇〇のデータですね? △△の条件でよろしいでしょうか」

というように。

早朝にアクセスすれば、「朝早くから、お疲れ様です」と声をかけてくれたこのシステムは、現場の技師の方々に愛され、「バカ野郎」と叱られたり、「すまない、俺も言い過ぎた」とあやまってもらったりもした。

機械でさえ、共感演出によって人間味を感じさせ、好感度を上げることができるのである。男たちは、これを有効利用すべきだ。

特に、愚痴や体調不良を訴えたときは、その好機。すかさず「相手のことば」を反復してあげてほしい。「腰が痛いのか」「頭痛がするって?」「しんどいんだね、かわいそうに」というように。カワイイ女性脳は、そのことばだけで苦痛が半減することがある。「医者に行け」とか「だったら、早く寝ればいいのに」とかは、どうか最初には言わないで。

愚痴の場合は、次のような感じだ。

「荷物が重くて重くて」
○「重かっただろうね」
×「三人家族でこんなに買ってきてどうするんだ?」

「薄着で出かけたら、今日は意外に寒かった」
○「うん、夕方から冷えたよね」
×「今朝、天気予報で言ってたろう?　何のためにワイドショー見てるんだか」

「何でもない段差で転んじゃって、痛いし、恥ずかしいし」
○「平らなところで転ぶとかえって痛いんだよな、かわいそうに」
×「お前ももう老眼なんだから、ハイヒールなんか止めたらどうなんだ」

こう並べていくと、「×」の会話をしている熟年男性は、意外に多いのではないだろうか。最近の若い男子は、「○」の会話が非常にうまい（かわりに男らしい問題解決力がいまいちだったりするけれど）。昭和四十年以前に生まれた男子、心を入れ替えてくださいね。

もちろん、「美味しい」「嬉しい」「楽しい」など、ポジティブな対話においても、ことばの反復は有効だが、こちらは、「な！」とか微笑みで受け止めるのも可。


ちなみに、ことばを反復した後は、自分の類似の体験談を語るのが望ましい。女性脳の必殺技「体験返し」である。

女たちは、誰かが夫の愚痴を言い出したら、みんなして口々に自分の夫の愚痴をサービスする。痛い思いをした話が出たら、痛い思いをした話。旅行の失敗談なら、旅行の失敗談。

このとき、女性脳が感じる「類似」の範囲は、思いのほか広い。スペイン旅行をしてきた人がフラメンコを観に行った話をしたら、「フラメンコって言えばさぁ。最近、私、アルゼンチンタンゴを習い始めたの」（たぶんスペイン語つながり）と誰かが言い出して、ひとしきり習い事に話題が飛んでしまうようなことがある。五十代女子会的には、これはOKなのだが（フラメンコの話にはまた後で戻ればいいし、戻せる自信がある）、男性が傍で聴いていると、他人の話を横取りしたように見えるかもしれない。

また、自分に類似体験がない場合は、その場にいる人が誰も知らない「会社の人」や「親戚のおばさん」の話まで飛び出すことがある。

男性脳から見たら、「わかる、わかる」と盛大に騒ぐくせに、話題はあらぬところに飛ぶし、全然関係のない人の話まで持ち出すし、結局、女は自分がしゃべりたいだけ。人の話なんか聞いてないし、頭の中はこんがらがっているに違いない、と感じるだろう。

さにあらず。何度も言うが、共感をキーファクターに知識の数珠つなぎを創り出す女性脳においては、一つの共感の下に複数の体験話が飛び交うのは、大変有効な知識ベース構築作業なのである。脳のエクササイズでもあり、後の人生に有用なのだ。一緒にいる男たちは、その恩恵を受けているくせに、女の会話を愚弄する権利はないと思うよ。

†女性脳は、経緯をしゃべりたがる

体験を、感性のキーでつないで、ダイナミックな知識の数珠つなぎを作る女性脳。この臨機応変な知識ベースは、プロセス（過去の経緯）に強く依存している。結果よりも、なにがどうして、どうなって、当事者同士がどう感じ合ったかが大切な「情報の骨組み」なのだ。

このため、結論を言う前に、延々と経緯を述べる傾向がある。

コンピュータ会社に勤めていた時のこと。女性部下に「先方からクレームの電話が入ってるって？　どういうこと？」と尋ねたら、「それがぁ、三か月前に、先方の部長が変なことを言い出したんですよぉ」と語り始めた。顧客とSEの感情の行き違いのトラブルなのかと思って親身に聞いていたら、「で、結局、システムがダウンしちゃって、すぐに黒川さんの電話が欲しいそうです」と落とされて、大慌てをしたことがある。

もちろん、ビジネスマナー上は、システムダウンの現状報告からするべきなのだが、女性脳を知り尽くしている私としては、憤慨することもできなかった。彼女は、先方の電算部門との軋轢《あつれき》が、システム設計の歪みを生み、結果システムダウンにつながったと感じているのだ。で、この経緯を語り尽くさないと、現状報告にならないと思い、その報告に踏み切った。

女性がこうした経緯語りをすると、「結論から簡潔に言えない、混乱した人なのだ」と早とちりする男性も多いが、それは違う。女性にも、結論から言うことの大切さを教え込めば、見事にそれを遂行してくれる。

ただ、彼女の脳の中で、プロセス優位に知識体系が出来上がっているから、ついプロセスを重視してしまうだけなのだ。だから、女性部下が、結論から言えないのであれば、それが大事だと教えてあげればいいだけ。女性脳的には、結論から言うと、やや気持ちが悪いのだが、慣れればストレスになるほどのことでもない。

†女性脳は、過去を「一部否定」されると、破綻する

さて、プロセス優位ゆえの弱点もある。結果うまく行ったことについて、過去の「傷」を指摘されることだ。

結果が良かった場合ほど、女性脳は、プロセスを肯定したいのである。脳の中に作った「知識の数珠つなぎ」が正しいことになるので、脳の世界観の肯定につながるからだ。だ

からこそ、何かがすっかりうまく収まって、満足感の中にいるそのときに、プロセスの「傷」を指摘されるのは危険なのだ。脳の世界観の破綻を呼び起こす。それは、ときによって、感情の破綻を引き起こすことになる。

たとえば、最後は自分に感謝して逝った姑の通夜に、「今だから言うけど、おふくろは、最初きみのこういうところが好きじゃなかった」みたいなことを言われたら（そして、それが心当たりのないことだったら）、ここまでの何十年の日々が破綻する。自分が「良いコミュニケーション・ルール」だと思っていたことが一つひっくり返されたら、「じゃ、あれはどうなの？　これはよかったの、よくなかったの？　結局、お義母《かあ》さんの笑顔は演技だったわけ？」と関連情報がすべて疑わしくなるからだ。ときには、人間関係全般の知識に不審が広がり、脳の知識ベースをどう収拾したらいいかわからなくなって、混乱してしまう。その心の傷は思いのほか深く、ダメージは甚大だ。

結果がすべての男性脳としては、結果がよかったことを祝福するために、途上の軋轢を口にしたのだろう。「それでも、うまくいった。いい結果になってよかった」という意を伝えるために。しかしながら、女性脳の感性領域にとって大事なのは、プロセスであって、結果じゃない。

そういう意味では、結果うまく行かなかったことについての、プロセスの「ほつれ」や「傷」の指摘については、まったく問題ない。世界観が破綻しないからだ。それどころか、脳のいい学習ネタになる。

というわけで、女性たちは、結果が悪いときの反省会はとても元気で、ときには自虐的と思われるくらい、何度も何度も失敗ポイントを口にする。他人のそれも、無邪気にあげつらう（自分が平気だからね）。これには、「結果がすべて」の男性脳が辟易する。「いい加減にしないか」と怒鳴りたくもなるだろうな、と同情はする。

女性脳トリセツ9　結果よかったことについて、過去の失敗を指摘しない

プロセスの「傷」を指摘したことで、脳の世界観が破綻する。だから、満ち足りた気持ちでいる女性脳に対して、「今だから言うけど」とか「正直言って、あのとき」のような過去のネガティブな発言をするのは、故意に相手を打ちのめすのが目的じゃなかったら、けっしてしてはいけない。

これは、職場でも同じことだ。結果うまく行ったことについて、過去の「傷」を指摘すること、たとえば「あの時の、きみの発言、あれはだめだったたな」のような発言に、女性

は感情が破綻してしまうことがある。

男性上司は、次への学びになれば、と思って、プロセスのほころびを指摘するのだろう。受け止めたのが男性部下であれば、これはたしかに励みになる。

結果重視の男性脳にとっては、「途中だめだったけど、後の頑張りは認める」と言われれば、文章の後半が心（脳の感性領域）に響く。尊敬する上司のことばなら、感激さえするかもしれない。

しかしながら、プロセス重視の女性脳にとっては、前半が脳の世界観を破綻させているので、文章の後半は、ほとんど心（脳の感性領域）に届かない。苦い悔恨が脳裏を席巻し、経験値によって構成された女性脳の知識ベースがゆらぐ。このため、ときには自信を失い、しばらくは、直感力がまるで働かなくなる。この男性上司の下でのモチベーションと作業効率は、明らかに下がってしまう。

結果よければ、すべてよし。このことばは、男女の脳で、意味が全く違う。「結果がよければ、途中の失敗を叱られても嬉しい」男性脳に対し、「結果がよければ、プロセスで手にした経験も正しいと信じたい」女性脳。

というわけで、プロジェクトが成果を上げたときこそ、女性脳に対しては、途中のダメ行為の指摘は避けること。モチベーションや作業効率も下がるので、組織管理上も得策じゃない。

成功案件の途中のダメ行為について学ばせたかったら、本当は、その場で指摘すべきだったのだ。その機会を逸してしまったら、次の類似事例が起こるのを待ったほうがいい。そのとき「あの時もきみは、そうだったろう?」と優しく過去を引用すると、すとんと腹に落ちて、二度と同じ失敗はしない。

かわりに、失敗案件のダメ行為は、いくらでも指摘していい。「あー、あのとき、こうすればよかったですね」と、意外にも前向きで素直なのに驚くと思う。男性脳からしたら、「成功案件の指導であれだけ感情的になるのだから、失敗案件の指導などどうなることか」と構えているだろうけど、こちらは、とんと気にしない。寛大で、前向きなのである。

だから、女性上司である人は、逆を気づかったほうがいい。結果重視の男性たちは、失敗事例のダメ行為を指摘されることに想像以上に傷つくし、へこむ。失敗事例の責任追及は、仕事のステップアップのためにどうしても必要な工程なのだが、傍で見ていると、男性同士は、かなり気を使ってこれをする。

女性上司は、自分の脳がタフだから、つい無頓着になってしまいがちだ。責任を分かち合うことは、「共感」の一種なので、つい嬉々としてやってしまうこともある。気持ちいいので、繰り返し言ってしまうこともある。

良かれと思ったこの声がけによって、男性部下の不信感が募り、「自分ばかり目立とうとして、信頼できない」「部下が育てられない」という評価を食らったりする。男性脳優位の産業社会では、こういう脳の性差で、誠実な女性エグゼクティブほど足をすくわれる。

脳の性差を知ることは、ビジネスシーンにおいて、より重要だ。おとしめるつもりはまったくなくても、「モチベーションを上げようとして発したことば」が恨みを買う。結果、組織力を下げて、良い指導者（同性にとっては）が左遷されたりもする。男女を同じだと断じることは、少数派の女性脳にとって、本当に危険なのである。

これこそが、一九八六年、男女雇用機会均等法の施行年に、男女脳の違いに気づいた私が、最も心を痛めたことだ。そして、これを明らかにすることが、私の男女脳研究の最大の目的であり、本書を書いている最大の目的でもある。

すべての働く女性たちに、そして、そのパートナーである男性たちに、このページを読んでほしいと切望してやまない。

女性脳トリセツ10　過去をねぎらう

さて、過去（プロセス）にこだわる女性脳は、過去をねぎらってもらうことに対して、ことのほか快感度が高い。

来し方を、成果に見合うことばにすることこそが脳の望みであり（何度も言うが、それで脳の世界観が完成するからだ）、大切に思う人がそれをしてくれることは、至上の喜びとなる。

ある銀行の男性管理職がこんな話をしてくださった。かつて、彼の手元で、ある金融商品のプロジェクトが立ち上がり、それが成功を収めた。部署内外から高い評価を得たとき、彼は、女性部下に、こんなことばをかけたという。「半年前の、きみのあの一言がよかったなあ。あれは、きみだからこそできた気づきだったね」

今や、やり手管理職となったこの女性は、何年経っても、その話をしてくれるという。「リーダーのあるべき姿」として、社員教育のときにも毎年話題にしてくれる、たった一回のことばなのに……と、この男性管理職は照れ笑いをしたが、私は胸がいっぱいになった。

これは、女性脳モチベーションを上げる、至極のことばである。

ここまでの経緯において、彼女が心を込めてしてきたこと、彼女にしかできないことをことばにしてねぎらう。それは、どんな成果評価よりも、女性脳を満たしてくれる。男性たちは、そんなことより、「営業成績一位」「社長賞」「奨励金」「昇進」のような成果評価が気になるので、つい手を抜きがちだが、女性部下をお持ちの方なら、ここは絶対に外せない。

プロジェクト成功の鍵のような華々しいことじゃなくても、「きみの企画書のタイトル、いきいきしてていいね」「朝いちばんの挨拶、あれいいなぁ」など、日常のささやかなことでいい。彼女だからこその何か、に気づいてあげてほしい。

面倒くさい？　いやいや、なにせ、過去を反復する癖のある女性脳である。たった一回、至極のことばをいただければ、未来永劫、たった今、そのことばをもらったかのように想起し続ける。男性脳に気持ちいい成果評価は、累々と積み上げていかなければならないのだから、女性脳のほうがコストパフォーマンスはかなりいいはずだ。

女性脳トリセツ11　ことばのダイヤモンドをあげる

妻に対してなら、「きみの味噌汁を飲むのも、三十年になるなぁ」「きみのカレーを食べるのも、二十年になるのか」としみじみ言うのも、趣深い。

累々と重ねてきたことが、夫婦の絆として成就したことを、夫のことばで知らされる。妻にとっては、ことさら褒めてくれなくても、感謝を口にしてくれなくても、ダイヤモンドをもらわなくても、人生が肯定された至福の瞬間だ。

喧嘩して口も利かないのに、味噌汁だけは飲んでいった朝、つわりがひどいのに「味噌汁もないのか」と言われて泣いた晩……そんなネガティブな思い出も、すべていい思い出に変わる。「この人にとって、私の味噌汁はそんなに大事なことだったのね」と愛しさでまとめるからね。黒が白にパタパタとひっくり返る、オセロゲームの逆転劇のようなものだ。

しかも、過去を反復する女性脳のこと、将来にわたって、何度も、このことばが臨場感たっぷりによみがえる。ダイヤモンドの指輪を、ことあるごとに陽にかざして見て楽しむように、暮らしの中で、このことばの輝きを楽しむのである。だから、夫婦の人生のどこかで、一回だけでいい。どうか、小粒のダイヤモンドのような、至極の一言をパートナーにあげてください。

ちなみに、我が家の場合は、なんと暮らし始めたその日に、生涯にわたって何度も思い出すことばをもらった。「あー、これでもう一生、一人じゃないんだ」である。

彼は別に天涯孤独だったわけじゃない。ただ、一人っ子だった彼は、遊んだあと、兄弟で連れ立って帰る友人たちが羨ましくて仕方がなかったのだそうだ。「家に帰っても、修学旅行みたいに、ずっと楽しいんだよね」と彼。いやいや、兄弟はけっこう軋轢のある関係で、そんな楽しいものじゃないのだが……。

でも、無邪気に嬉しがる彼を見て、私は、「たとえ何があっても、一生、私からは別れない」とひそかに決心した。以来二十八年、遠地出張をしても、可能な限りとんぼ返りをしてしまう。どんなムカつく喧嘩をしても、長く無視することができない。何かにつけ、「今夜も、修学旅行の晩のように、彼が楽しいといいな」と、条件反射のように思ってしまうのである。ま、実際には、ただ淡々とご飯を食べて、テレビを見て寝るだけ。文字通り「一人にしない」だけなんだけどね。

女性脳トリセツ12　過去をねぎらう（営業編）

過去を否定しない、過去をねぎらう、は、女性相手の営業トークでも大事なことである。新しい商品を提案するとき、けっして、その方の「これまでの愛着品」を否定しないことだ。

昔々、タイル張りだった我が家のお風呂を、樹脂のバスタブに替えたときのこと。近所の奥さんが羨ましがり、母が、我が家の出入り業者を紹介した。そのお宅の風呂場に下見に入った大工さんが、「ほら、奥さん、タイルの目地が黒くなってるでしょ。タイルは、これだから、だめなんだよな」と言ったのだそうだ。

立ち会った母はめちゃくちゃ怒っていた。「彼女は人一倍タイルをきれいに磨いてるのに。たとえユニットバスを売りたくても、そこを否定しちゃおしまいよ」

実際、この家の工事をこの大工さんは受注できなかった。すぐに、まったく別の業者が呼ばれたのである。

私は小学生だったが、「こんなにきれいなタイルの風呂は見たことがない。毎日大変だったでしょう。でも今日からは……」と言ったほうが、よっぽど簡単に受注できるのに、と思ったものだ。

数年前、我が家のエアコンが壊れたとき、駆けつけてくれたメーカーのメンテナンスマンは、わざわざ脚立から降りて、「弊社の製品を、長い間、こんなに丁寧に使ってくださり、ありがとうございました」と頭を下げてくださった。

実は、事前に私は、十七年前の型番であることを確認していた。となると部品在庫は、もうないだろう。省エネ機能の進化具合から言っても、買い替えてもいい頃合いだとは思っていたのだった。

メンテナンスマンのことばに、私の思いが「成仏」した。「もういいです。この型番じゃ、部品在庫もないでしょう？　今日、間違いなくおたくのエアコンを買いに行きますから、大丈夫」と笑顔で告げた。

彼は「一度、徹底的に掃除してみましょう」と言ってくれたのだが、「でも、今の製品だと、これより電気代がかなり節約になるでしょう?」と聞いたら、しばし考えて「そうですね。これが我が家のエアコンなら、女房に買い替えを薦めます」と答えた。

その日、私は、約束通り自転車を走らせて、近所の電器量販店に駆け込んだ。で、「○○社のエアコンください！」と毅然と主張したのだった。

過去を否定しない、過去をねぎらう。毎日のことじゃなくていいのだが、ここぞという時に多大な効果を発揮する。職場でも、家庭でも、売り場でも、どうか忘れず、心においてくださいね。

†女性脳は、「少し先の楽しみ」に照らされて生きていく

感性のひも付けを手繰って、関連記憶を臨場感たっぷりに想起する女性脳は、未来への想念においても、それを応用する。だから、少し先の楽しみが、女性脳にはとても嬉しいのである。

「梅雨が明けたら、美味しいビールを飲みに行こう」「今年の冬は、北海道に蟹を食べに行こうか」などと誘われたら、何を着て、何を見て、何を食べて、どうふるまうかを、断片的に想像しては期待感を増す。それが大事なデートなら、ダイエットをして、服を新調し、美容院に行き、マニキュアも塗り、美容パックもする。こうして、実際にお酒のグラスを合わせる頃には、「それまでの時間」に照らされて、かなり満たされているのである。

大げさなことじゃなくてもいい。「今週末、うちでご飯食べない?」なんていう女友達の誘いでも十分。差し入れのちょっとしたものを考えるだけでも、いい感じで週日を過ごす。

もっと些細なことで言えば、家族が朝家を出るとき、「そろそろカレーが食べたいな」と言ってくれるだけでも、「少し先の楽しみ」になる。カレーを食べる瞬間を思い浮かべ

て、その段取りを楽しむことができるからだ。

朝ごはんに、「今夜、何を食べたい？」と聞くと、必ず「何でもいい。朝からそんなこと考えたくない」という我が家の夫だが、どうにかならないものだろうか。

これに引き替え、我が家の息子は、「今週末は、鶏鍋にしてね。ちゃんと鶏ガラからスープとってよ。つくね用のひき肉忘れないで」「明日のお昼は、パルミジャーノ・レッジャーノにペコリーノ・ロマーノ合わせて、温めた白ワインで溶いて、パスタにからめてみない？　胡椒たっぷりで」と、食べることのアイデアを先に先に出してくれるので、かなり好感度が高い。パルミジャーノ・レッジャーノとペコリーノ・ロマーノなんて、遠出しなくては買えないチーズだけど、そんなこともなんのその、つい、いそいそと、彼のために生きることになってしまう。

女性脳トリセツ13　そろそろ、きみの○○が食べたい、と言える男子になる

というわけで、男性の皆様、ときにパートナーの得意料理をリクエストして、パートナーの女性脳を楽しませてあげてほしい。

そのとき、単に「カレー」と言うだけではなく、「ほら、あの茄子とトマトの入ったや

つ」などと、彼女のオリジナルをリスペクトする姿勢が見せられれば、より好感度を上げられる。

なお、単にメニューを尋ねる質問、「お昼は何？」「晩ごはんは何？」。こっちは、なんと禁忌である。

定年退職後、日中家にいる夫の存在を最もストレスに感じるのは、外出しようとするときに、「どこへいくんだ？」「いつ帰る？」「俺の夕飯は？」と質問されること。第二位は、食事の二時間も前から、「昼飯、何？」「今夜は何だ？」と聞かれることだという。

朝の家事を片づけてほっと一息ついた午前一〇時、この質問をされると絶望感に襲われるという人も多い。食事のメニューに関する、似て非なるこの質問、気を付けて。

†女性脳には、「これしかない、一押し」が降りてくる

感性のひも付けを手繰って、関連記憶を臨場感たっぷりに想起する女性脳は、これを未知の想念にも応用する。

たとえば、新商品を開発するとき。その商品を手にする未来の想定ユーザの気持ちを、ありありと思い浮かべる。商品棚で見かけたとき、手に取ったとき、使うシチュエーショ

ン、その期待感などなど。まさに、ユーザが脳に憑依《ひょうい》したかのように、思いもよらない気持ちに気づいて、斬新なアイデアが降りてくるのである。

また、感性を総動員して、直感で答えを引き出すので、「これしかない、一押し」が自然に降りてくる。

男性脳は、会議室のような場所では主観的になることはほぼないので、この女性脳の仕組みを理解できない。男性にとって開発会議とは、いくつかの類似提案の比較分析のことを言うのである。したがって、強い一押し提案をする女性は、「思い込みが激しい。いつまでもプロになれない」ように感じてしまうのだ。女性には、次章で、この誤解に対する対処法をお教えするが、男性脳にも、この能力を理解しておいてほしい。

女性プランナーが「これしかない！」と唐突に言い出すことがある。そこに同席した二人以上の女性がこれに追随したら、その意見は通した方がいい、と、私はクライアントによく言う。三人の女性脳が深く気持ちいいと思うのなら、三万人の女性脳にもそれが起こる確率は高い。その商品を大切に思う女性脳には、アンケートなんかよりもずっと如実に、市場の女心が映るのである。

また、女性脳は、プライベートな場での意思決定にも、この「これしかない、一押し」がいきなり降りてくるので、こちらにも理解を示してほしい。

私たちの脳は、「これしかない、一押し」が降りてきたら、他の代替案との比較検討はできない。それを強要されるのは、拷問にも等しいのである。「これにする！」と言ったときに、「後悔しないように、他のも見ておこう」と切り返されるのは、だから、かなり辛い。もちろん「これにする！」と飛びついた冷蔵庫に対し、「でもこれ、うちの台所に入らないよ、三センチ幅が広すぎる」とかいうのは大歓迎である。そういう「執事仕事」のために、家電売り場に夫をつれて行くんだからね。

私の男女脳差理解講座の受講生（男子）が、こんな話をしてくれた。婚約した彼女と結婚指輪を買いに行った時のことだ。最初に入った店の、最初に出してもらった指輪を、彼女がいたく気に入って、にっこり笑って「これにしましょう」と言ったのだそうだ。彼は、まったくの親切心で、「一生使うものだから、後悔しないように、他のも見てみよう」と提案した。時間はたっぷりあるので、その店でいくつも見た後、他の店にも行ったという。その経緯を聞いただけで、私は心臓がどきどきしてしまった。やばい、やばすぎる……。

案の定、指輪が出てくるたびに、彼女はどんどん無口になり、最後は「あなたについて行く自信がなくなった。指輪は要らない」と言って帰ってしまったのだそうだ。彼女がなぜあんなに腹を立てたのか、まったくわからなかったが、黒川先生の講座で理解しました、という感想である。

世の男性たちが、日々、こんな「危ない橋」を渡っているのかと思うと、本当にどきどきしてしまう。

†女性脳は、即決するが、寄り道もする

女性脳は、意思決定の際に、直感で即決する。

なのに、やたら買い物の時間が長くないか？　と思われる男性諸氏も多いのではないだろうか。

実は、直感力を高めるために、寄り道の時間が必要なのである。いわば、脳の準備運動だ。

たとえば、おたまを買いに行ったとしよう。ショッピングセンターに入って、まっすぐおたまを買いに行けばいいものを、靴を見たり、ヘアアクセサリーを見たり、バーゲンコーナーをちょっと覗いてしまうのである。自分の興味のあるものを脳に見せて、神経回路

を活性化し、直感力を高めていくのだ。そして、ある程度脳が回りだしたら、おもむろにおたま売り場に出向いて、いくつかを瞬時に見比べ、(傍で見ると)即決をする。一度決めたら、迷わない。これこそが、女性脳の正規の買い物手順なのである。

準備運動のために行った売り場でいろいろ思いついて、「本日のメインイベント」おたまを忘れることもあるが、まぁそれはそれ。ご愛嬌である。

最小コストで問題解決したい男性脳からしたら、これはかなり苦痛なのではないだろうか。

男性は、目的地まで寄り道をせずにたどり着くが、そこで徹底して比較検討をする。買うものは百パーセント決めているのに、他の商品のスペックを確かめて「遊ぶ」癖があり、真性女性脳は、これにうんざりしてしまうのだ。

男女は、買い物の仕方が違う。ショッピングセンターに入ったら、即かず離れずの関係を保つことだ。また、売る側の心得としては、女性客の動線を分析するときは、女性の分析者の手を借りたほうがいい。男女は、互いに思いもよらない場所を見ている。

女性脳トリセツ14　あなたのお薦めは? に即答する

女性は、大切に思う対象には、「これしかない、一押し」提案が降りてくる。

これに対し、男性のビジネス提案は、通常、複数案のフェアな並列提案になる。「A案はここがよく、B案はここがよく、総合力ではC案ですね」というように。

このフェアな複数提案をされたとき、女性の大半と、直感力型の男性経営者は、こんな質問を返してくる。「それで、きみのお薦めは?」

この質問の意図は、この案件に対する、提案者の愛と集中力を試しているのである。自分たちなら、愛情をもって集中していれば、必ず「心の一押し」を持っているからだ。

したがって、ここでぐずぐずすると(「ですから、A案はここがよく、B案は……」とか言い出すと)、「この人、使えない」と思われてしまう。あなたの脳が真性男性脳型で、「心の一押し」なんかなかったとしても、こう聞かれたときの答えは用意しておこう。で、「私自身は、Bに魅力を感じます」というように自信をもって答えることだ。

さて、アドバイスはここで終わらない。この答え方が素晴らしいと、女性脳は、提案者に全幅の信頼を寄せ、複数提案すべてを受け入れてしまうことがある。で、その中から、無邪気に別の案を選び出すこともあるのだ。つまり、「あなたのお薦めは?」「B案です」「まぁそう(微笑)。じゃ、A案でお願いね」というような驚きの会話の流れになる。これは、まったくもって悪気はなく、全幅の信頼を寄せた証拠なので、どうか傷つかないでほしい。

雇用均等法から二十五年、昨今では女性エグゼクティブも増えてきた。男性が、女性にビジネス提案する機会も、これからは増えてくるだろう。こういうちょっとした癖を知っておくのも悪くないと思う。

†女の涙は、心の汗である

感性のひも付けを手繰って、関連記憶を臨場感たっぷりに想起する女性脳は、ごくまれに感情のコントロールに失敗してしまうことがある。

前にも述べたが、「今目の前の、この一回」は些細なことでも、女性脳の中では、記憶の芳醇な解凍によって、キレて溢れてしまうことがあるのだ。

女性自身も、自分のその傾向をわかっているので、キレてしまったら取り返しがつかなくなるような状況、たとえばビジネスの現場や、まだ遠慮を残している恋愛相手には、これを極力避けるように心がけている。

日々の暮らしの中で上手に細かくキレていればいいものを、我慢して溜めるので、かなりの神経ストレスにさらされることがある。そのとき、からだが自然に反応して出てくるのが、涙なのだ。

涙の中には、ロイシン・エンケファリンと呼ばれる脳内麻薬の一種が含まれている。脳神経回路のストレスを和らげ、鎮痛効果があるとされるホルモンである。

涙になぜそれが混じるのか、その機構は明らかにされていないが、ヒトは、脳神経回路に激しい反応があり、極度のストレスにさらされたとき、それを和らげるためのホルモンが出て、脳を守る。そのホルモンの働きと涙が、密接に関連するようだ。

女性脳トリセツ15　職場の涙は、見て見ぬふりをする

というわけで、女性が、職場でいきなり涙を流したとき。これは、悲しいと言うより、脳をパニックから守る生理現象だ。汗と一緒である。流した本人もびっくりしてしまうことがあるくらいだ。

周りの男性は、動揺せず、見て見ぬふりをしてほしい。本気でプロになるつもりの女性なら、こんなことで気を使ってほしくないはずだ。武士の情けである。男気のある上司(佐藤浩市イメージ)が、「ばかもの。心の汗を拭いてこい」くらいに言ってくれたら、か

なりカッコイイんだけど。

ちなみに、恋愛シーンのそれは、おおいにおろおろしてあげてください。パニックであることは間違いないんだから、いたわってあげてほしいところである。

第三章

切ない男性脳

――男性脳の取扱説明書《トリセツ》

男性脳は、「愛と思いやり」の演算が、女性脳のそれとは全く違うので、女性脳にとっては、「愛されていない」「理解されていない」ように見えることが多々ある。

前章では、女性脳に愛と思いやりを見せてあげられるコツについて述べたが、ここでは、男たちの脳の弁明をしたいと思う。

男性脳の演算処理は、女性脳を傷つけ、不機嫌にさせ、キレさせるのだが、その言動は、男が男たる所以《ゆえん》。正義感や冒険心などの男気や、客観性の高さ、科学技術の高い能力を呈するために、必要不可欠の構造なのである。男性脳は、女性脳の望むかたちに抑圧してしまうと、これらの能力を失う。

私たちは、男性脳を、素のままで愛するべきなのだ（きっと）。男性脳を理解し、赦《ゆる》し、愛に飢えないために、男性脳について知ってください。

†男性脳は、目の前のことに頓着しない

男性脳の最大の特徴は、女性脳に比べて、右脳と左脳の連携が悪いことにある。

第一章で述べたように、右脳と左脳の脳神経細胞をつなぐ神経線維の束＝脳梁が、女性脳に比べて細いのが、主な原因だ。

ここが太い女性脳が、感じる領域〈右脳〉と、顕在意識とことばの領域〈左脳〉を、恐るべき頻度で連携させて、目の前の大切に思うもののわずかな変化も見逃さず、その思いを察して、見事なほどに臨機応変に動くことは、前章に述べた。

ここが細い男性脳は、そのアンチテーゼになる。すなわち、目の前のことに頓着せず、その思いを察して動揺することもなく、落ち着いて、普遍の仕事を成し遂げていくのである。地の果てまで行くし、死ぬまで戦うし、ムラのない作業を延々と積み上げて、大都市も作るし、精密機器も作る。

男性脳は、「目の前のこと」のためになんかできていないのだ。女性脳から見て鈍感に見えるのは、だから、しごく当然のことなのである。

男性脳が、目の前のことに頓着しないことは、子育て中の女性脳にとって、最もきつい。子育て中の女性脳は、察して思いやる能力が最大限にチューニングされているので、周囲にもそれを、自然に期待してしまうからだ。しかし、その時期を過ぎてしまうと、目の前のことに疎いのは、かえって楽。「そのバッグ、いつ買ったの?」と聞かれても「前からあったじゃん」と強気で返せば、「え、そうだっけ」と言って事なきを得るのだもの。

男性脳トリセツ1　思いやりで、愛を測らない

察して、フォローしてくれること。優しい共感のことばをかけてくれること。私たち女性は、これを「思いやり」と呼ぶ。

しかしながら、残念なことに、男性脳には、この機能はついていない。標準装備ではなく、経験で培うオプション機能なのである。だから、思いやりなんかで、男性脳の愛を測らないことだ。

このオプション機能を搭載させるのは母親の役目だと、私は思っている。かつて、息子とヨーロッパに仕事で滞在したとき、私たちは、母親をエスコートしている少年を何度か見かけた。レストランやコンサートホールでは、男性は、同伴している女性より先には席に座らない。小学生でさえ、それを守る。エスコートする大人の男性がいなければ、母親の足元を気づかい、コートも着せ掛けてやる。郷に入っては郷に従えで、我が家もこれに習い、その習慣は、帰国後もそのまま残った。

男性脳は、「察して動いてよ」と言っても無理だが、「それが任務。ルールはこれだけ」と納得してしまえば抜かりがないのである。身についてしまえば、自然で嫌みがない。息

子の母親である方は、ぜひ、幼いうちに習慣にしてあげて。将来、心根に関係なく、「思いやりのある人」と思ってもらえて、得である。

男子にエスコートを教えるときは、「任務」として表現したほうが呑み込みやすい。また、緊張しやすい男性脳には、「何をすべきか」だけではなく、「何をしなくていいか」も教えてあげるといい。

では、レッスンのレッスン。

エスコートは、事故を未然に防ぐための思いやりだ。女性が、車を降りてから無事に席に着くまで、「足元を気づかう」のがその任務である。

足元を気づかうのは、車の乗り降り、階段の上り下り、椅子に座るとき立つとき、の三か所である。逆に言えば、それ以外の場所では気を抜いていい。

上記三点は、スカートやハイヒールを履いていると、足元が見えにくく、重心が不安定になる場所。足元を気づかっていれば、自然に「女性から見て、安心な位置にいてくれて、目を配ってくれている感じがする」ことになる。実は、それで十分。エスコートは、なにも大袈裟なことではないのである。女性の足元が多少不安定なら、腕を貸すこともあるけどね。なお、このとき差し出すのは、手ではなく、腕である。

扉を開けたり、椅子を引いたり、コートの脱ぎ着を手伝うのは、義務じゃない。けれど、女性が一人でそれをすることによって、足元が不安定になるようなら、手を貸せばいい。女性が椅子に座るまでが任務なので、エスコートする女性より先に椅子に座ることはない。以上。

簡単でしょ?

目的と任務を押さえてあげれば、男性脳は応用が利く。我が家の息子も、自然に応用している。ファミリーレストランでは、階段の上り下りを気にして、荷物を持ってくれるくらいだけど、ロングドレスを着たときは、車を降りる瞬間からしっかり腕を貸してくれる。これを、一つ一つの事象で説明すると、覚えることが多すぎるし、察する機能が弱い男性脳は、シチュエーションにそぐわない所作になってカッコ悪い思いをしたりもするのでかわいそうだ。

ちなみに、彼は、八十代のおばあちゃんと歩くときも自然にエスコートするので、好感度は抜群である。「あの子は、ずっと私を見ててくれて、必要なときに、すっと手を出してくれる」のだそうだ。「父親のほうは、勝手にどんどん歩いて行っちゃって、私が倒れても気が付かないいんじゃない?」

そうなのだ。察する機能も共感する機能も弱い男性脳は、任務にしておかないと、こういうことになる。夫は、陰ではとても母親思いなのだが、思いやりがないように見えてしまう。けれど、夫の母歴五十数年の姑は、そんなことでは愛を測らないから、びくともしない。

というわけで、話をもどそう。

思いやりで、男性脳の愛を測らないこと。思いやりは、母親が「男の任務」として教えてあげよう。

そうそう、男の任務は、もう一つある。共用のトイレの便座は、下げておくこと。便座を上げたまま座ってしまったときと、便座を下げたまま男子が小用を足してしまったとき、どっちのリスクが大きいかと言えば断然前者なので、「大切な女性を守る任務」として、我が家の男子にお願いした。エスコートの任務については「大の女の歩行をなぜ気づかわなくてはならない（しかもきみは、ハイヒール履いて、ダンスだって踊るじゃないか）」と言って意にも介さない夫だったが、便座の任務は「なるほど」と言って遂行してくれている。

男性脳トリセツ2　不満があったら、率直に言ってみる

男性脳は、女性脳ほど、とっさに相手の事情を見計らわない。男性脳は、事実、無頓着だ。女性は、その無頓着さを信じられず、深読みして、無駄なストレスを溜めこむことがある。プライベートなら、「こんなことをするなんて（してくれないなんて）、私を軽んじてる証拠だわ」と感じるそのときだ。

そんなとき、憤ってなじったりしないで、あっさり、「悪いけど、こうしてくれる？これからもね」と言えばすむだけだったりする。

コツは、会話を「なんで、わかってくれないの？」から始めないことだ。このセリフで始めてしまうと、ことは複雑になり、意図が伝わらずに、わだかまりを残すだけになる。

要は、気持ちをわかってもらおうとしないこと。してもらいたいことを率直に伝えることだ。

ビジネスシーンでも、男性上司の無頓着に泣かされるかもしれない。職場では、「なんで、わかってくれないんですか」とも言えず、憤りを自分へのストレスにしてしまう女性も多いのだが、ここでも、率直に言ってみるのが得策。

たとえば、男性上司が、無理な日程を押し付けてきたとき。金曜日の午後に、月曜朝一の資料提出を要求してきたようなとき。事実上、三時間も持ち時間がないのに、それを要求してくるのは、残業を想定しているのか。私だけならまだしも、部下の女性たちも、明日は子どもの運動会だったりするのに……。

こんなとき、憤る前に、「部長、どうしましたか？　本日は金曜日ですから、月曜朝一の提出となると、プロジェクトチーム一同、休日残業になりますが、それだけのコストをかける緊急事態ですか？」と、冷静に聞いてみたらいい。案外、事情を察していないだけだったりする。

男性脳相手に「なんで、わかってくれないの？」とため息をつくのは、はっきり言って無駄である。オープントースターに、「なんで、ご飯が炊けないの？」と言っているのと同じだ。男性脳には察する機能がない以上、女性脳が思うようにわかってもらえるはずがないのだから。

†男性脳は、フェアである

男性脳は、目の前の人の事情も頓着しないが、自分の事情もいっそう頓着しない。

理由は、高い空間認識力によって、「遠くのものほど」気になる習性があるからだ（空間認識力の高さについては、後述する）。

男性脳は、「私」に近いほど頓着せず、「公」に近いほど勘案する傾向にある。個人的な楽しみと義理なら、義理を重んじる。だから、彼女より友達、家族より仕事が大事なように見えるのだ。

男性脳には、基本、甘え（自分優先）や依怙贔屓《えこひいき》（彼女優先）の構造はないのである。縄張り争いのための戦略がそれに見えることはあるが、構造上、見事なほどにフェアである。

男性脳トリセツ3　優先順位で、愛を測らない

フェアだから、腹が立つ。

女性脳は、大切な人のことを、常に最優先に思う。依怙贔屓も甚だしい。当然、彼氏や家族のことは、最優先で考慮する（たまに、それよりも自分のことを優先することもあるけれど）。なのに、男子ときたら……というわけである。

男性脳の優先順位は、女性脳のそれと逆。遠くの縁ほど時間を割く。だから、優先順位

で愛を測らないことだ。「男友達との飲み会を、彼女との約束よりも優先する」ようになって初めて、本当の「俺の女」になったってことだもの。

結婚二十年もすれば、「亭主、元気で留守がいい」ってことになり、その優先順位を喜ばしく思うようになるのだが、そうなると、ほどなく定年退職して家にいるようになるのが夫という生き物である。

男性脳トリセツ4　提案は、フェアな複数候補の態にする

前章で、女性脳には「これしかない、一押し」が降りてくる、という話をした。たとえビジネス提案であっても、将来の想定ユーザになりきって、非常に私的な気持ちで、魂の底から「これしかない、一押し」案を弾きだす。コンシューマ商品であれば、こういう女性脳の存在は、本当にありがたいものだ。

しかしながら、「私」であるほど遠ざけ、常にフェアでいたがる男性脳にとって、「私」の極みを感じさせる「これしかない、一押し」提案は、感性上、不快感を残す。思考領域では、斬新なアイデアとして一定の評価は見せても、心（脳の感性領域）にはざらりとした感じが残ってしまうのだ。

こういう「女らしい行為」に対し、男女雇用機会均等法以前の男性たちは、無邪気に不快感を示してくれた。「思い込みが激しいな」「ちゃんと、調査してから言え」「プロとも思えん」などとね。しかし、現在は、ソフトに受け入れて、本人も気づかずにうっすらと違和感を残す。こういう違和感の積み重ねが、結果、女性の評価をゆがませてしまう。「スタンドプレイが多い」「人望に欠ける」「安定感に欠ける」などなど。目に見えて拒絶しないほうが、実のところ、根が深い。

男性たちが無邪気に不快感を示してくれたおかげで、男女雇用機会均等法前世代の女性たちは、早めに賢く立ち回る術《すべ》を手に入れることができた。人生、何が幸いするかわからないものである。

その世代の女性たちのうち、出世している者の多くが、やっていることがある。それは、「これしかない、一押し」が降りてきても、無邪気に口にせず、〝見せ提案〟を最低二つは付けて、複数提案の態をなすことだ。「見せ提案」ということばは、ある銀行の女性エグゼクティブが口にしたことばだ。

何らかの指標を作って、相対数値を付し、グラフ化したり、表にしたりすると、さらに好感度が高い、と、何人もの女性エグゼクティブが口にしてもいる。

エグゼクティブになってくると、直感力が問われるので、かえって「一押し提案」が功を奏してくるのだが、そこにたどり着くまでは、誰もが慎重に「一押し提案」をカムフラージュしている。

私たち女性脳にとっては、フェアな複数提案も、数値化してグラフにすることもばかばかしいのだけど、それじゃなきゃ、男性の目に留まらない。これは、通信プロトコルのようなものである。男性脳と交信するためのお定まりの手続き、洞窟の扉を開ける呪文「ひらけごま」のようなものである。

若くて才能のある女性が、情熱のある提案をして、男性エグゼクティブの目にも留まらず、「なんで、わかってくれないの？」と悔し涙を浮かべるシーンを、私は何度も見てきた。

何度も言うが、男性脳相手に「なんで、わかってくれないの？」と嘆くのは、無駄である。わかる手法を取らなくてはならない。

†男性脳は、空間認識力が高い

男性脳は、空間認識力が高い。空間全体を一気に把握して、その広さや構造を理解し、自分の位置を測る。この能力の高さによって、地図は読めるし、車の縦列駐車は得意だし、複雑な図面を書き、複雑な機構を組み上げる。その能力は、見えない空間にもおよび、数学空間や宇宙空間も楽しむことができる。

もちろん、女性でも、この能力を手にする人はいるが、数で言えば、各種エンジニアも宇宙物理学者も、やはり圧倒的に男性が多い。これらの能力は、生来、男性脳に与えられたアドバンテージであることは間違いない。

男性脳の空間認識力の高さは、右左脳の連携が悪いことに由来する。

私たちは、左右一対の感覚器を持っている。耳、目、手足がそれだ。左半身から入ってきた情報は右脳が、右半身から入ってきた情報は左脳が受け止める。感覚器が左右一対になっているのには、理由がある。二つの情報の差分から、三次元情報を算出するのである。

たとえば、目。目に映った画像は、そのままでは、かなり平面的な画像なのだそうだ。しかしながら脳は、右目に映った画像と左目に映った画像の差から、奥行きや高さ、質感などの情報を算出し、三次元画像を作りあげる。

以前、この左右の視覚情報を統合する部位に損傷がある人が、「階段が、あみだくじの絵のように見える。どこに足を乗せたらいいか、わからない」と言うのを聞いたことがある。この方の場合、エッジ（縁のライン）はわかるものの、脳の中で三次元構造に組み立てられない。つまり、目から入ってきた素の映像は、それほど「三次元じゃない」ってこと。私たちが「目で見ている」と信じている画像は、「脳が作りだした」ある意味バーチャル・リアリティなのだ。

たとえ網膜に映ったとしても、ニューロンが認知しなかったものは存在しないことになるし、見えなかった部位を勝手に補完することもあるので、そこにあるものをないと感じたり、そこにないものをあると感じることもある。

同じ空間の中にいても、違う脳は、同じ画像を見てはいない。男女は特に、違う見方をしているはずである。

ちなみに耳は、左右の耳に入ってくる音のディレイ（時間差）から、発音源の位置や、空間の中での自分の位置を知る。

左右脳の連携が悪い男性脳は、左右の感覚器の情報差分が鮮明なので、生まれつき奥行き認識が得意だ。生後八か月の男児で、地上三メートルの仮想視点（バードビュー）を持っと言われている。

三メートル上空からの仮想視点があれば、八畳くらいのリビングは楽々把握する。男性脳ときたら、わずか八か月で（つまりハイハイする頃から）、部屋のかたちがどうで、家具がどう配置され、自分がどういう位置にいるかを感覚でつかんでいるのである。そして、少し離れたところにあるおもちゃまでの距離、そのおもちゃの形状や質感を予想して、それを実際に確認して遊んでいる。

女の子を育てた後に男の子を育てると、「ガサガサ動いて、とても疲れる」という感想を持つ母親が多い。「距離を確かめて遊ぶ」ので、あっちに動き、こっちに動き、目が離せないからだ。当然、ベビーサークルの中におとなしく収まっていないし、ベビーカーさえ嫌がって立ち上がろうとして癇癪を起こしたりする。

しかしながら、この行動こそが、空間認識力を培う大事なエクササイズだ。男子を育てる空間は、多少おもちゃが散乱しているくらいがちょうどいいのである。

空間認識力を培うために、男性脳がすることがもう一つある。それは「ぼーっとすること。

右脳の空間認知領域を集中して作動させるとき、脳は、左脳との交信を疎にする。このため、話しかけてもすぐに反応できない時間が、暮らしのそこここに挟まってしまうのだ。

このため、男の子を、母親はつい「早くして」と追い立てることになる。

保育士の方からは、こんな報告をいただいている。「散歩よ、靴履いて」と言うと、女の子はたとえ二歳児でも、さっさと靴を履いて外に出る。なのに男の子は、靴を片方だけ履いたままぼーっとしてる子や、帽子のゴムをひっぱりながらぼーっとしてる子が必ず何人かいて、「早くしなさい」と追い立てることになる。毎年毎年ずっとそうで、この件については明らかに性差がある、と。

このぼーっとしている瞬間、男性脳の中では、右脳の空間認知領域（イメージ処理の領域）がフル活動している。将来、理系や芸術の領域で活躍する男子に「ぼーっと時間」が多かったりするので、あまり追い立てずに放っておいてやりたいものである。

ちなみに、理系女子自身やその母親からも「小さな頃、かなりぼーっとしていた」という話を本当によく聞くので、男性脳の専売特許じゃないらしい。私自身は、小学校の同級生から「あなたは始終ぼんやりしてて、学校が終わったのも気がつかなかった。私たちが、学校終わったよ、と声をかけて、ランドセル背負わせてあげたのよ」と言われるのだが、そのことさえ覚えていない。道にはひどく迷うので、目に見える現実空間の認知力は低いようだが、とりあえず特殊相対性理論くらいまでは理解できたので、現実空間以外の空間認知に何か長けた場所があるのかもしれない。

男性脳トリセツ5　愚痴や指図で追い立てない

この「ぼーっと時間」、大人の男性脳にも生じるし、不可欠だ。

右左脳の連携が悪い男性脳は、長じても、左脳との連携を疎にして、右脳の空間認知領域をフル活動することが得意なのだ。ぼーっとしたまま、空間認知の領域で、イメージのまま今日の出来事を整理している可能性がある。情報の距離関係を見直したり、構造を確かめたりしているのかもしれない。

というわけで、男の「ぼーっと時間」を許そう。

私たち女性脳に、「無駄話」という時間が一秒もないように、男性脳の「ぼーっと時間」も一秒たりとも無駄じゃない。そもそも、脳は、無駄なことなどしないのである。

休日の家事時間、共働きの妻がこんなに忙しくしているのに、寝てるんだか起きてるんだか、ソファでぼんやりする夫……腹が立つのはやまやまだが、「ぼーっと時間」がないと明日への英気が養えない。なんとか、大目に見てあげてほしいものである。

男性のほうも、「何、ぼーっとしてるのよ！　何も手伝わないで」と言われても、逆上しないように。構造の違う女性脳には、男性脳にとっての「ぼーっと時間」が、機械にオイルを注すように大事なことだと知らないのである。ただの怠惰だと思っているから、腹も立つ。そのことを差し引いて、穏便に流してほしい。くれぐれも、「俺は、働いてるんだぞ」などといきり立って、地雷を踏まないように。専業主婦だって、ものすごく働いてます。

男性脳トリセツ6　家事の全容を理解させる

さて、その主婦業のこと。この国の男子は、どうも、この仕事の全容が見えていないようだ。

イタリア語では、職業名の中にカサリンガ casalinga（家の専門家＝主婦）というのがあり、オフィスワーカーやエンジニアと同等にプロフェッショナリティを認められている。だから、「ご職業は？」と聞かれたら、堂々とこの職業名を答える。

日本の男子諸君が主婦業を軽んじるのは、この仕事が「職業」として認められていないからだが、その裏には、この仕事の全容を察することができない男性脳の「察しの悪さ」がある。家にいる時間がイタリアに比べて短い日本では、そもそも、母親や妻の家事労働を目撃していないしね。

平均的な男性脳は、家事労働を実際の約三分の一程度にしか認知していない。備品の管理や作業サイクルの把握などが欠落しているのだ。

たとえば、トイレをきれいにし続ける、という作業。トイレ掃除そのものは、楽なものだ。しかし、トイレをきれいにするには、掃除の前に、洗剤、ウェットタオル、防臭剤、防臭スプレー、トイレブラシ二、三種を過不足なく備品管理し、トイレットペーパーをキープし、タオルを交換して洗うといった周辺作業がある。働く主婦となれば、掃除のサイクル管理もけっこうたいへん。出張続きになれば、その合間の帰宅時にトイレをチェックし、ペーパーを補充して掃除を済ますくらいのことは「半分無意識のうちに」やっている。もちろん、隙間に怒濤のように片づける家事は、トイレ掃除だけじゃない。

なのに、多くの男子は多分、「トイレ掃除」と言われたら、「ブラシとウェットペーパーを使う間の、ものの数分のあれ」しか思い浮かばない。

私は、息子が幼く、仕事の忙しさもピークだったころ、「せめて、トイレットペーパーの管理から解放されたい」と願い、夫に頼んだことがあった。「あなたにトイレを掃除しろとは言わない。せめて、ペーパーがいつでもある、という状態にして」と。

しかし夫は、いきなりペーパーを切らしてくれた。で、あげく言うのは「言ってくれればやったのに」である。がっかりしてうなだれながら、「その管理意識から解放されたかったのよ」と言ったのだが、夫はきょとんとするばかり。トイレットペーパーと相性が悪かったのかなと思い、猫缶係に任命したが、これも全く同じ結果だった。

こんな我が家は、三分の一よりはるかに少ない気がするが、平均的な家庭では、夫の家事作業認知は、妻の認知の約三分の一。したがって、「家事を半分手伝っている」と自負している男子で、六分の一の作業量ということになる。夫の家事参加満足度と、妻の感謝度が一致するわけがない。

そこで、提案。

家事を手伝ってほしい、あるいはせめて主婦の仕事を理解してほしい、と思っている方は、漠然とそれを主張するのではなく、家事労働のすべてをリストアップして、その全貌を知らしめよう。そして、してほしいところにだけ「✓」をつけておくのだ。

たとえば、ゴミ捨て。

1 分別ごみ別の袋を、切らさず用意する
2 その前に、袋の管理場所を選定する
3 ごみを分別する
4 その前に、ごみ箱のラインナップを決めて取りそろえる
5 洗うべきものは洗って干す
6 解体すべきものは解体する
7 収集日にごみをまとめる
8 生ごみの汁が漏れていないか、不快なごみが見えていないかチェック
✓9 収集場所に運ぶ
10 ごみ箱の清掃
11 新しいごみ袋をかぶせる

この調子で、ありとあらゆることを書きだせば、家事作業がいかに膨大で、自分の担う作業がいかに僅少か、きっとわかってくださるだろう。

書きだす気力が無かったら、この本を読んでもらおう。

男子は、手伝おうとする思いやりが足りないのではなく、そもそも「家事」の全貌が見えていない。漠然と「わかってよ」「手伝って」というだけじゃ、妻の心の安寧にはとうてい追いつかない。そのことの相互理解から始めよう。

ただね、男性脳は家事向きじゃない。女性脳と同じ量を担わせてしまったら、数倍のストレスを抱えることになる。ということは、「男が半分やっている」と信じている六分の一で、ちょうどイーブンということになる。あとの六分の二は、感謝のことばで埋めてもらったら？ 男子もそこんとこ、よろしくお願いします。

†男性脳は、とりとめのない話に耐性が低い

空間認識力の高い男性脳は、他人の話を聞くときも、空間認識のスキームを使う。すなわち、「この話の目的（ゴール）はどこ？」「いくつのポイントがあって、きみは今、いったいいくつ目をしゃべってるの？」という聞きとり方。ゴール志向型だ。

ゴールが常に念頭にある以上、話の道筋がそれてゴールを見失うのは苦痛である。ましてや、そもそもゴールがない話はありえない。

前章に述べたが、女性脳は、情の動きを頼りに、ことの経緯（プロセス）の中から、ダ

イナミックに知識を作りだす。プロセス志向型だ。

人と顔を合わせれば、とりとめのない会話をひとしきり交わすのが鉄則。今の気持ちや、最近の出来事などを互いにしゃべり散らし、感性のキーをつけて数珠つなぎにしておくためだ。この対話法にゴールはない。

しかも、女性脳は、一説には一日に約二万語も脳裏に浮かぶとも言われ、そのうち六千語ほどしゃべらないとストレスが溜まるという。ということは、「結論から簡潔に述べる」ような無駄なことはできない。それじゃ、六千語をしゃべりきらないうちに夜を迎えてしまうことになる。

つまり、「さっさとゴールを目指したい」男性脳と、「そう易々とゴールになんか駆け込むわけにはいかない」女性脳が会話をするのだから、男女の会話が、そうそう気持ちよく推移するわけがない。女性たちも、話の腰を折られて憤慨するけれど、男性脳も、女性脳の素の会話に、大変な苦痛を強いられている。そして、ビジネスシーンなら、評価をかなり下げてしまうのである。

男性脳トリセツ7　結論から言う、数字を使う

男性脳に「デキる女性」だと思わせる話法には、ポイントが二つある。一つは、結論から言うこと、二つ目は「理由は三つあります」「ポイントは四つあります」のように、最初に情報の属性数を知らせておくことだ。

以下は、私自身が、男性上司に言われたセリフである。

「きみは、クライアントに質問されたとき、結論から言わずに、『以前、こんな例があって』というふうに前置きから入るよな。よくできた作文みたいに起承転結でしゃべる。あれは、いらいらするし、馬鹿に見えるからやめなさい。クライアントの質問には、三秒以内で白黒つけろ。まずは、結論を言え。で、その後、『理由は三つあります』のように、これから述べる情報の全体像がわかるように、数字を使いなさい。当然、『一つ目は』『二つ目の理由は』というように、話を進めるわけだ。途中の説明にも、何パーセントとか業界何位というように、数字を入れられれば、なおいい」

これは、試してみたら、抜群に効果があった。男性脳との交信が、とてもスムーズになったのである。なので、女性の読者の方に、そのままアドバイスとして贈ります。

†男性脳は、頼んだものを取って来れない

その昔、狩りに出るころ、男たちは、何キロも離れた狩場に向かい、元の洞窟まで戻ってきた。地図も標識もGPSもないのに。

これができるのは、三次元空間内のあらゆるポイントを、すばやくキャッチして、脳内の仮想空間にプロットしているからだ。たとえば、あの松の木と梅の木、どっちが手前にあって、どういう位置関係にあり、向こうから見るとどう見えるのか……。

三次元空間を、まばらにかいつまんで、しかしながら、奥行きも含めて全体を見渡して、瞬時に把握している。三次元点型認識である。これができるから道に迷わないし、遠くから向かってくる敵や獲物に対して、素早く反応もできる。全体を把握し、「全体の中の自分」という捉え方をするので、客観性が高く、フェアな感性を持ちやすいのだ。

この能力は、現代の男性脳にもいささかも劣ることなく継承されている。野山を歩く能力は古代人並みじゃないにしても、代わりに大きな想念空間（世界や宇宙）を把握し、複雑な図面や機構を扱っている。

女性脳は、見えるものの表面をなめるように見る方式だ。二次元面型認識である。目の前のものなら、わずかなものでも見逃さない。遠くに位置している場合でも、大切なものなら見逃さない。

「大切なものを、なめるように見る」ことに視覚認識機能を使い切るので、男性脳がするような「奥行きのあらゆる点をちらちら見る」ようなことまでは、通常はしない。

男性脳のほうは、「まばらに、空間全体を把握する」のに忙しく、目の前のものがとんと目に入ってこない。

そうして、女性脳は、目の前に穏やかに存在する大切なもののわずかな変化も見逃さず、男性脳は、空間の奥行きから近づいてくるものに素早く気づくのである。危険察知に必要な能力を、私たちは分け合って持っているのである。

私たちは、互いにまったく違う視覚センサーを持ち合って、違うモノを見ている。しかもそれは、完璧な補完関係にある。私たち男女は、一組で完成体なのだ。「同じものを見て、美しいと言いあう」素晴らしい愛がそこになくたって、共に生きていかなければならない。

男性脳トリセツ8　ものを取ってと頼むのは、必要最小限にする

さて、男性脳は、空間の奥行きから近づいてくるものは見逃さないのだが、静かにしている「目の前」のものが、とんと見えなかったりする。

目の前にあるのに、「テレビのリモコンはどこだ?」と言って呼びつける。「廊下の棚から、蚊取り線香持ってきてくれる?」と頼んでも、「ないぞ〜」と言って一向に埒が明かない。なのに、行ってみればやっぱり目の前にある、なんてことはざらである。ひょいとつまみ上げた私に、夫が「おまえ、今、そこに置いたろう?」と疑わしげに言ったことがある。なんでそんなトリックを仕掛けなきゃならないの???

男性脳のものの見方を知った日から、私はこのことには寛大になった。棚のストック品は見つけられなくても、棚の奥から蝙蝠が飛んで来れば、きっと退治してくれるのだろう。静止物の探索には、多大な期待をかけないことだ。

男性脳は、目の前のものを探せない。そうあきらめてしまえば、日々の生活はかなり穏やかになる。

あるとき、脳の性差を話題にしていたある学会で、ドイツ人の女性研究者が、こんな発言をしていた。「私には一人の夫と、三人の息子がいる。ある時、腹に据えかねたことが

あり、離婚しようと思ったのだけど、決心できなかった。理由は、私がいなくなったら、四人の男性脳が、どうやって探し物を見つけ出すのだろうと思ったら、不憫になったから」

ドイツの冷蔵庫でも、夫は「ちょっとした何か」が探せないらしい。そのくせ、賞味期限切れの食品だけは、探し出してくるのでむかっとするそうだ（奥の方から目に飛び込んでくる情報だからね）。居合わせた研究者によると、イギリスの冷蔵庫も、アメリカの冷蔵庫も同じだそうだ。

†男性脳は、序列を気にする

空間認識力の高い男性脳は、ものごとの配置と、位置関係に鋭敏である。

脳は、「いくつかの定点」を頼りに、空間の枠組みを形成する。見慣れた空間を把握するとき、この枠組みを頼りにしている。そう、夜空の星々を、星座によって把握するのによく似ている。

古来、獲物を獲得し、現代ではメカを組み立てて動かす男性脳は、「遠くの視点」と「動くもの」に強いのだが、これらは、基準点が動かないことで保証されている。この基準定点の位置が、予想に反して変わると混乱してしまい、神経系のストレスとなってしまう。特に、自分の周辺にある基準点の「予想外の位置ずれ」は、彼らの脳を脅かし（遠くを安心して見るためには、近くのものはより安定して認知される必要があるから）、そのストレスは、女性脳の想像をはるかに超える。だから、彼らの机や部屋を勝手に片づけてはいけないのだ。

この鋭敏さは、物理空間のみならず、想念の空間にまで適応される。男性たちはよく「決まり」にこだわるが、そしてそれは、ときに女性脳にとっては「その決まりって、既にして現状から乖離して、形骸化してない？」とか「この場合は、決まりを守らないほうが、八方うまく納まるんですけど」という場合もあるのだが、これこそ、基準点の死守なのである。パーティのドレスコードに「ブラックタイ」とあれば、全員タキシードで登場する。女性からしたら、「ドレスをあれこれ選ぶ楽しみがないなんてつまらないんじゃない？」と思うけれど、これも余計なお世話。決まり事の秩序は、彼らにとってはしごく快感なのである。

同様に、人間関係の配置や位置関係も繊細に把握して、その秩序が乱されるのを好まない。学生の部活動から会社組織まで、男たちが、上にへつらい、下を尅《こく》するように見えるのは、「威張りたいから」というより秩序の構築のため。名刺交換しないと調子が出ないのも、立ち位置が見定めにくいからだ。定年退職後、会社組織という定点群を奪われて、自分の立ち位置を見失い、名刺を持たなくなった男性脳の喪失感を思うと、本当に胸が痛い。

さて、その職場。秩序好きの男性脳にとって、職域や肩書を超えた行動は、男性脳には僭越に映るし、それ以上に、生理的な不快感があるのである。

数年前、ある自動車メーカーが、新車の開発期間を劇的に縮めたことがあった。デザインから生産までの工程を一年近くも縮めたのだが、学会で発表されたその理由が「新機軸の開発ツールの導入」などではなく、「部門間コミュニケーション」だったというので、居合わせた女性たちは顔を見合わせてしまった。

デザイン部門と生産部門では、それまで親密な交流がなかった。しかしながら、本当のところ、「ここのデザインをもう少しこうしてくれたら、生産ラインがシンプルになって工程が縮むし、コストも下がる」というような案件はけっこうあり、これが工程を引き延ばす原因にもなっていた。とはいえ、各部門には互いに矜持があり、「渡されたデザインを生産ラインに乗せることを使命と考える」エンジニアたちは、デザインの差し戻しなどは到底できない。デザイナーにはデザイナーのこだわりもある。そんな、長年の慣習を壊し、デザイン部門と生産部門、あるいは生産の中でも開発部門と管理部門が、それぞれ横にコミュニケーションを持つことで本音を言いやすくし、風通しを良くして、劇的な期間圧縮に成功した、というのである。

女たちなら、上層部の音頭取りが無くても、勝手に当たり前にしていることを、男性たちはしないできたのだ。そのプライドと美学に、私は敬意を表さずにはいられない。だからこそ、妥協のない製品が出来上がってきたのだろう。この脳だから奇跡も起こす。宇宙創成の秘密も暴き、月へ行くロケットも創りだす。

一方で、やっぱりばかばかしいと思う気持ちも否めない。この会社の例のような大事じゃなくても、女性から見たら、男性脳型の職場には、「ホースがあるのに、バケツリレーをしている」ように見えることが多々ある。向こうの部長と直接談判すればいいものを、稟議書にして、そこまで律儀に回す必要がある？　というようなことが。

とはいえ、その融通のなさは、脳の空間認識における「定点の位置の動かなさ」につながり、何らかの安寧を男性脳に与えるのだろう。

男性脳トリセツ9　秩序を、安易には乱さない

女性脳は、序列にこだわり、職域や肩書を容易に超えない男性脳の気持ちを、理解してあげないといけない。経験豊富な主婦なら、「夫の本棚」や「息子の机」に安易に手を付けないように（良かれと思って整頓すると、ときに逆上されるから）、人間関係の秩序についても、乱すことは慎重にした方がいい。

たとえば、「部長、さっきエレベータで社長に会ったので、例の件、話しておきました。オッケーだそうで～す」みたいなこと。良かれと思ってした行為、結果オーライの行為でも、彼らの脳には、べったりと不快感が残る。理性の領域では許しても、感性の領域に爪痕が残るのである。

ある証券会社で、支店長になった女性の話である。

彼女は、当時女性にはまだ珍しかった支店長という栄誉を与えられ、張り切っていた。前々から理想に描いていたように、主婦やＯＬが立ち寄りやすい店舗設計にし、フロアに立って、にこやかにお客様を迎え、どんどん契約に結び付けていったのである。寝る間も

惜しんで働き、売り上げも前年比で大きくアップ、なんといっても今までにない客層を獲得した実績があり、自分としても成功を収めた初年度だと確信していた。

にもかかわらず、彼女は一年で更迭された。自分ばっかり目立ちたがり、スタンドプレイが過ぎる、部下を育てられない、と評価されたのである。

そのときの彼女の気持ちを思うと、胸が締め付けられるような思いがする。私は同様の話を何度となく聞いている。女性の管理職が、売り上げ上々、顧客満足度が高いにもかかわらず、更迭される。理由は一緒だ。「スタンドプレイが過ぎる」「部下を育てられない」。

証券会社の元支店長の女性は、私の講座をお聞きになり、静かに涙ぐんだ。そうして、こう述べた。

「私は、今日まで、私に起こったことは、いわゆる男の嫉妬だと思っていました。けれど、男性脳がそこまで秩序を気にするなら、私の行動に耐えかねたのが理解できます。私は、お客様に気軽に声をかけ、そのまま商品説明もし、契約もしてあげた。良かれと思っていたけれど、それはフロアスタッフのすることでした。当時、女性のお客様の気持ちを察することが出来ない男性スタッフに、主婦やＯＬのお客様を預ける気にならなかったし、かといって、ことばにしづらい、その察しのコツを男性スタッフに説明しつくす余裕もなかった。たしかに私は、スタンドプレイに過ぎ、部下を育てられなかったと見えたのでしょう。もっと早く、そのことを知りたかった」

女性管理職が、続々増えつつある今、私は、このことを大いに懸念する。理想を実現し、売り上げが上がり、顧客に感謝されながら、その場所に留まれない女性たちは、焼けつくような苦しみを口にする。それは、「無実の罪」を着せられた絶望感なのである。

とはいえ、男性脳の側にも同情できる。「ある日、母親が掃除機を持って部屋に乗り込んできて、勝手に片づけてしまった。母親は、きれいになってよかったでしょうと自信満々だけど、我が城はめちゃめちゃにされてしまった」という絶望感を、きっと味わったのだから。

膠着した状態に風穴を開けるために、私たちはときに、あえて職域・肩書きを超えた軽やかな革命を起こさなくてはならない。女性管理職は、それが得意である。けれど、そのとき、脳神経回路がストレスにさらされる男性脳のことを配慮しよう。古い言葉だけど、男たちを立てて、用心することだ。あなた自身のために。

男性脳トリセツ10　兄を立ててやる

今のお母さんは、男の兄弟の育て方が下手だ。男性の教育学の専門家が、そんなことを話してくれたことがある。男兄弟の育て方に悩む相談が多いのだという。

この方は、「母親が兄弟の序列をつけないのがいけない」とおっしゃった。「ご飯を出す順番を、長男、次男の順に固定してやりなさい。男は、今日と明日で順番が違うのが最も神経をやられる。次男は最初から二番目なので、大丈夫なのです」と。私は脳科学上、これに大いに賛同した。

先に述べたように、男性脳の序列に対する繊細さは、女性脳の想像をはるかに超える。自分が一番だと思っていた男の子の下に、赤ちゃんが生まれる。すべての序列がひっくり返ってしまったように見える幼い男性脳のショックを思うと、たしかに胸が痛い。空腹で泣き出した赤ちゃんを抱き上げる前に、「○○ちゃんにおっぱいをあげるわね」と上の子に〝作業報告〟するくらいの配慮があってもいいかもしれない。

長じて二人が並んで座るようになったら、ご飯やおかずは、長男、次男の順で出す。レストランで、先に次男が「僕、ハンバーグ！」と声を上げたときも、優しくアイコンタクトを取りながら、口では「お兄ちゃんは？」と聞くくらいのことはしてあげたい。

そうやって、兄として立ててもらうからこそ、彼は兄として踏ん張れる。兄としてなんら尊重されていないのに、「お兄ちゃんなんだから、我慢しなさい」と言われるのは酷である。

さて、男性脳は、一度決めた序列を、容易には変えない。

このため、幼くして自然に定まった兄弟の序列は、ほとんどの場合、生涯にわたって温存される。

母親に立ててもらって、頑張れた長男。その姿を見て、心から頼りにした次男。四歳と二歳の二人の間で出来上がったこの信頼関係は、八十四歳と八十二歳になっても消えない。弟のほうがはるかに出世しても、「実家の兄さん」を立てる例はいくらでもある。その序列があれば、同じ家にいる間も兄弟間の争いや暗黙のストレスが少なく、男の子たちが落ち着いて育つことができる。昔の母親は、長男を立てた。それには、ちゃんと効用があったのである。

ちなみに、女性脳の場合は「誰もがみんなお姫様」扱いをした方が、精神的には落ち着く。「今日は姉が一番で、明日は妹が一番」でいいのである。もちろん、「お姉ちゃんなんだから」と言って我慢させる分だけのアドバンテージは、何かあったほうがいい。ただ、それは序列にこだわらない。妹より、ちょっと大人として認めてもらえて、母親と少しだけ夜更かしできるとか、そんなことでも大丈夫。

姉妹に囲まれた男子の場合は、男女平等の昨今、序列の長にしてやることは難しいけれど、弟の「縄張り」を作ってやるといい。小さなマット一枚でもいい。ここに彼がいるときは、おもちゃを取り上げたり、安易にいじったり声をかけたりしない（たとえ母親でも）という約束が遂行される場所。彼が尊重される「場」を作ってやるのである。姉や妹の女子脳とは、育つペースも色合いも違う男性脳なので、自分の思念に集中できる場所があることは、かなり落ち着くはずである。

男性脳トリセツ11　夫を立てると、息子の成績が上がる法則

さて、長男、次男の順というが、夫は、その上に君臨するスーパー長男である。当然、ご飯は、夫、長男、次男の順に出す。

夫が夕飯の席にいないときも、子どもたちが手を付ける前に、夫の分のおかずを取り分けるべきなのだそうだ。理由は、夫のためじゃない、息子たちのためだ。

空間認識力の高い男子の脳は、想念空間も広く遠い。宇宙の果てを思って、宇宙船ごっこをするように、時間軸も長くとるのである。つまり、ぼんやりとではあるが、遠い将来を思って、今日を過ごすのである。

そんな息子の男性脳にとって、ここから何年も勉強し、何十年も働いていくその目標が「妻にないがしろにされている父」では、今日の勉強を頑張れないのだ。

人生のある時期まで「この世で最も大切な女性」である母親が、父親を立てていること。これは、「とりあえず、あそこに向かって行けばいい」という安寧感を生み、落ち着きをもたらす。

夫婦の関係は様々だと思うが、一緒に暮らしている以上、立てておいた方が得策である。離婚した関係なら、ことさら悪口を言わないでいれば問題はない。男性脳的には、今目の前にいて、大切にされていないように見える事態が問題なのだから。

†男性脳は、先が見えない事態に弱い

今も述べたが、空間認識力が高く、空間を大きく捉え、遠くまでもを注視する男性脳は、想念空間も同様に大きくとる。このため、「先の見えない事態」に弱いのである。逆に言

えば、女性脳は、目の前のことに気を取られて、先を俯瞰しないので、「先の見えない事態」に強い。

息子が小学生のときのこと。掛け算九九の二の段を終えて三の段に入るとき、「え、まだあるの。どこまで続くの？」と不安そうな顔で聞いてきた。あ〜、男性脳だなぁと即座に思った。ゴールだと思っていた場所がゴールじゃなかったので、愕然としたのだろう。

こういうとき、女子はたいてい、「え、次があるの？　ふんふん、どれどれ？」という感じで頓着しない。そもそも脳内の想念空間に、細かくゴールを定めていないからだ。苦しくても、ねぎらわれたり褒められたりすれば、その目の前の嬉しさに照らされて、先に進める。先がどれほど遠かろうと、みんなで行く道なんだし。

しかし男子は、脳内に細かくゴールを定めるので、展望に失敗するとめげる。息子にはこう告げた。「残念ながら九の段まであります。最も難しいのが六、七、八の段辺りで、特に七の段は難関です。ママは、大学受験の物理の難問を解いている最中に、シチ・ロクが出てこず、答案用紙の端で七を六回足しました。今でも、ちょっと不安になります。この血の因縁を超えて、きみはぜひ、七の段を攻略してください」

彼は、しばらく自らの脳内空間をサーチしたあと、「わかった」と答えた。続けて「算数というのは、気が遠くなるね」と言ったので、「いやいや、これから割り算、分数の計算、図形の証明、因数分解、微分積分まで、長い長いダンジョンの旅があるのよ。なにせ、理系の大学に行くつもりなら、あと十五年は算数や数学と付き合うんだから。だから、こんな小さなゴール、いちいち作ってちゃだめよ」と言い聞かせた。

息子は「えー」とのけぞっていたが、彼の脳内の「算数（あるいは数学）」の空間は劇的に広がったらしく、今（大学二年の物理数学Ⅱ）に至るまで、気の遠くなることはもうないそうだ。

受験のときは、「禁則処理」を施した。つまり、受験レースの前半では、「しないこと」を決め、やる範囲を明確にしたのだ。たとえば、「化学の定性分析は、直前に仕上げたほうがいいから、今はページさえも開けなくていい。その代り、化学式を完璧にしよう」といった具合に。そうしないと、想像力たくましい我が家の息子の脳の場合、漠とした全体量に押しつぶされて、やる気を失ってしまうのが目に見えていたからだ。

先が見えない事態を避けてあげること。すなわち、脳内想念空間を、「漠とした難解物」にしないこと。男子の脳育てに、意外に重要なポイントかもしれない。

があある。

男性脳トリセツ12　細かいゴール設定と、その確認を怠らない

さて、掛け算九九は軽やかに乗り越えた男子も、仕事で、この事態に陥ってしまうことがある。

やり手のビジネスコンサルタントが、管理職教育で、こう指導しているのを聞いたことがある。「若手に対しては、仕事のゴール設定は細かく。そして、タスクの始まりと終わりは明確に確認してやること。そうしないと、モチベーションが保てない。具体的には、日報や週報に逐一温かいコメントを入れてやり、キックオフミーティングと打ち上げはしっかりすること」

これは、男性脳への処方箋だ。

男性脳は、ゴールが明確でないと脳内想念空間が「漠とした難解物」になってしまう。したがって、短期ゴールと中長期ゴールの設定は欠かせない。

臨機応変を旨とする女性脳にとって、先の数字を細かくうんぬん言うことなど、ナンセンスに感じるばかりだ。だって、明日の営業だって、その天候によって、あるいは朝いちばんのお客様との会話から得たインスピレーションでやり方を変えてしまうかもしれないのだから。

日報・週報は、女子社員を殺す。細かく書くことを強要されればされるほど、女性脳のありようから離れていく。しかし、お給料の代償行為である以上、我慢してやりぬいているのである。だから、男性上司と女性部下の関係では、これが深刻になることはあまりない。

問題は、女性上司と男性部下の組合せだ。日報・週報に、男性脳ほど入れ込めない女性脳は、男性部下の期待ほど反応していないことが多い。書き込みもほとんどせず、「自分で考えて、好きにやって。問題が起きてなければそれでけっこう」と考えがちだ。でも、本当は、わずかな数字に一喜一憂したり、「よくやった」とか「ここがもう一歩」とか反応してやらなきゃならないらしい。女性上司である方は、日報・週報への反応を一度見直してみてください。

また、女性脳の場合、キックオフミーティングや打ち上げも、実はどうでもいい。残業続きだったプロジェクトが終わった日には、見飽きた顔を並べてビールを飲むくらいなら、早く帰って美容院に行きたいくらいだ。しかしながら、男性脳は、「始まり」と「終わり」を明確にフィードバックしないとストレスが溜まる。乾杯して、上司からねぎらわれると、想念空間に一里塚が立って、経験として着地するのだ。

女性上司が考えている場所と、少しずれたところに、男性部下の思いがある。このずれも、知っておいた方が得策である。

†男性脳は、責務を遂行し続けた相手に愛着がわく

身辺を定点で固め、遠くの目標点を素早く見定め、そこへ到達したい男性脳にとって、秩序の下に責務を課せられ、それを遂行することは、自らの感性構造に一致するので、根底的な快感がある。

それが快感でなかったら、この世に、こんなにたくさんの上下関係の組織（国防から政治、経済、スポーツ、暴力団、町内会まで）が維持されるわけがない。

責務遂行に快感がある男性脳は、責務を遂行し続けた相手に愛着がわく。それは、共感し合うことに快感がある女性脳が、共感してくれる人に愛着がわくのと同じことだ。三十年間責務を果たし続けてきた、おじさまたちの会社愛は、だから半端じゃない。長く連れ添った妻への情も、だから存外深いものになる。

結婚の最初、男性脳は、女性脳ほど「この人しかいない」という確信を持たずにいる。

理由は、生理的な選別の精度の差によるものだ。女性脳の方が、無意識のうちに異性を厳しく選別しているので、選んだ相手が「稀有な人」という確信が深いのである。

動物は、嗅覚や視覚、触覚などから、他の個体の生体情報を知る。そうして、相手が異性なら生殖能力は高いのか、健康状態がいいのかを見極めたりしている。女性のウェストの細さとバスト・ヒップの豊かさは、共に排卵誘発ホルモン・エストロゲンが作るので、生殖能力の高さを示す。だから、男性はメリハリボディに惹かれるのである。男性の低く甘い声は、思春期の男性ホルモンの分泌の良さによってもたらされるもので、生殖器官も充実している可能性が高い。だから、女性たちは声のいい男性に弱い。

さらに、体臭の一部は、遺伝子の免疫抗体の型の種類とリンクしていると言われ、私たちは異性の匂いから、個別の免疫のようすを知るのである。つがう雌雄は、免疫の型が一致しないほうが好ましい。子孫の免疫にバリエーションが増え、環境が変わっても生き残る可能性が増えるからだ。そんなわけで、動物は、「自分にない免疫抗体を持つ」相手にこそ発情する。免疫が違えば、感性が違うので、感性がいっそかけ離れた相手と恋におちることになっている。

さて、この取捨選別、生殖リスクが高い女性脳のほうがはるかに厳しい。哺乳類のメスである女性は、自ら身ごもって血液を分け与えて育み、命がけで出産し、授乳しなければ「一生殖」が終わらない。約二、三年の時間を割くことになり、命を脅かす確率も高い。一方、男性脳のほうは、「一生殖」がものの数分で終わる。ほとんどの場合、命に別状はない。女性は「最高の免疫セット」じゃなければ発情するわけにはいかないのだが、男性の方は「まあそこそこの免疫セット」で十分なのである。

これが発情の仕組みなので、女性の確信は深い。なにせ、実際に、脳が、何千何万という匂いの中から選び出しているのだから。これに反して、男性脳のほうは、何とも頼りない。相手が絶世の美女だったりすれば、この上ない所有欲にロマンティックな気分になったりするかもしれないが、まぁ、多くの場合は、「運命の赤い糸」と言われても、「まぁ、そうかなぁ」という感じだろう。

しかし、結婚生活と言えば、明確な責務が課せられる。毎月給料を渡し、毎週決まった日にごみを出してやり、週末は買い物に付き合い、電球が切れれば替えてやる。その「身辺定点」の「責務遂行」が、男たちの潜在脳に安寧を与えていくのである。

身辺定点が落ち着くから、男性脳は心置きなく遠くを見ることができる。社会で活躍するのも、冒険の旅に出られるのも、「帰るべき場所」が、十年一日のごとく、相も変わらずそこにあるからだ。

男の妻になる、あるいは男の母になるということは、「相も変わらず、やや上機嫌で穏やかに暮らしを紡ぐ人になってやる」ということだ。それ以上でもなく、それ以下でもない。

そんな「相も変わらぬ、暮らしを紡ぐ人」に責務を果たし続けることが、男性脳に安寧を与え、愛着ポイントが降り積もっていく。そうして、結婚の後半には、男性脳の確信のほうが深くなるのである。妻の「この人しかいない」で始まり、夫の「この人しかいない」で終わるのが結婚なのかもしれない。

そんな妻という存在に、ぽっと出の愛人が、そうやすやすと勝てるわけがない。じたばたして自爆しない限り、見映えで劣り、心映えでも劣っていても、揺るがぬ何かを妻たちは持っている。それは、「責務を果たさせた者勝ち」なのである。

男性脳トリセツ13　死ぬまで、頼りにする

というわけで、最後のトリセツ。

男たちを頼りにしよう。男性脳に、しかるべき責務をあげよう。

美しくて健康で、人一倍稼ぎ、家事も完璧にこなし、知的で情緒も安定した究極のいい女は、男性脳の愛着を喚起できないので、気を付けたほうがいい。そういう意味では、専業主婦は、課す責務の重大さという観点において、最強の布陣かもしれない。

ただし、専業主婦は、定年退職後の夫と一時期ごたごたする可能性が高い。家事を完璧にこなしてきた妻は、夫の介入を不快に思い、容易には許さないからだ。「あ〜、もう、何をしても半端だし、いちいち質問してくるし、いらいらする。なにもしないでいいから、気配消してて」

退職して、会社の仕事という大きな責務を失った夫に、これは酷かもしれない。嘘でもいいから、「あなたがいなきゃ、生きていけない」何かを見つくろってあげてほしい。で、頼りにして、都度、感謝する。

感謝は、「ゴールの確認」をしないとモチベーションが保てない男性脳のため（男性脳トリセツ12参照）。「さすが」「素晴らしい」「ありがとう」は、機械に注すオイルのように欠かせない。なお、一度頼りにし始めたことに、安易に手を出してはいけない。これが、男性脳の新たな「定点」になっていくわけだから。

でも、夫婦とはよくしたもので、十分に時を重ねれば、力を合わせないと何もできなくなってくる。本当は、脳科学者が「男女脳の違い」をうんぬん言わなくても、この世は丸く収まるのかもしれない。

Intermezzo　夫婦の相性

†貴女がタイタニックに乗っていたら

人妻であるひとに、こんな質問をしてみる。

「貴女が、タイタニック号に乗っているとしましょう。

船には、夫と、貴女自身の素敵な恋人も同乗しています（心当たりのない場合は、ときめくようなイケメン男子を想像してください）。

大きな衝撃と同時に船が停止して十五分後、船の灯りが消え、非常灯だけになりました。

船はゆっくりと傾きだし、一つの街のように大きい船の真ん中にいて、貴女は、どちらに向かって逃げたらいいかさえもわからない。

そのとき、夫と恋人が同時に貴女のもとに駆けつけ、手をさし出しました。さぁ、貴女は、どちらの手を取りますか？」

ある時期、研究の一環として、この質問を繰り返したことがあった。この質問に対する回答は、ほぼ百パーセント「夫」なのである。「ほぼ」と表現したのは、回答をはぐらかす人がいるためで、潔く「恋人」と答えた人は一人もいない。

実に、夫に不満たっぷりで、今にも離婚を切り出そうとしている女性でも、「夫」と答える。「夫はいつものようにムカつくことを言って、きっと私たちは口喧嘩をしながら船内を走ることになるけれど、夫は、必ず私を生かして帰してくれる。そんな気がする」と。

私は「まぁ、すてき。とても相性のいいご夫婦なのね」と、心の底から祝福することになる。

なぜなら、「互いにイラッとしてムカつくけれど、結果、生き残れる」ことこそが、夫婦という単位の真の目的であって、妻がこの質問に、「うう。悔しいけど、夫だわ」と答えられる夫婦こそが、最高に相性がいい夫婦なのである。

✝あの素晴らしい愛は、どこにある？

昔、「あの時、同じ花を見て、美しいと言った二人の、心と心が今はもう通わない。あの素晴しい愛をもう一度」という歌謡曲があったっけ。三十五年前、初恋が見事に色あせた直後の私は、この歌を口ずさみながら「永遠に心がすれ違わない運命の人に早く出逢いたい」と祈ったものだ。

けれど、脳科学の研鑽を重ねた今は、恐ろしい真実を知ってしまった。

恋に落ちる男女は、生物多様性の論理にのっとって、感性が正反対の相手を選ぶ。つまり、そもそも「この世で最も心が通いにくい相手」を選んで発情するのである。ということは、「同じ花を見て、同じように心を動かし、心と心が通う」ことが〝素晴らしい愛〟というのなら、恋する男女の間に、素晴らしい愛は存在しないことになってしまう。

脳科学的に、夫婦は、「同じものを見て、同じように感じ、共感と敬愛でしみじみとことばを交わす」ようにはできていない。人は皆、ついつい、それを期待してしまうのだけど。こと夫婦という単位を見つめるのなら、この真実から目をそむけてはならないと思う。あきらめよ、というつもりはない。「違うからこそ、愛しい」と思う大人の教養で、夫婦関係は深めなければならないのである。

†生物多様性の論理

地球上の生物のほとんどは、生殖をその存在の第一使命としている。

地球上には酸素という毒があり、これが細胞を老化させるために、死を余儀なくされているからだ。しかしながら、そのおかげで、生殖していいのちをつなぐという素晴らしいシステムが誕生したのである。

地球上に酸素がなければ、単細胞動物は、そのまま何億年も生きて、進化を遂げるチャンスがない。いのちのリレーをするから、遺伝子が組み替えられ、進化が生じる。その進化の果てに、われわれ人類がいる。

生殖して、遺伝子を残す。そのもっとも効率的な方法は、「異質のもの同士の掛け合わせ」そして「生殖機会ごとに相手を替えること」に他ならない。もちろん、染色体の数が異なるわけにはいかないから、当然同種の掛け合わせの中での話にはなるが。

平たく言えば、感性の違うもの同士が恋に落ち、子どもの二人も作れば、相手を替えて新たな遺伝子の配合に励むほうが、遺伝子の残り方は多様性を極め、子孫の生存可能性が上がることになる。

この世の恋のほとんどすべてが、「永遠の素晴らしい愛」とはならない理由がここにある。

†夫婦で、エアコンの理想の設定温度が一致しないわけ

動物は、フェロモンと呼ばれる物質を頼りに生殖相手を取捨選択していると言われている。

フェロモンは、生殖ホルモンに連動して分泌される〝匂い物質〟で、嗅覚が反応する。ただし、ほとんどは潜在意識のもとに処理されてしまうので、嗅いだ際に、明確にそれとわかることはないようである。

このフェロモンは、その匂いの種類が、遺伝子の免疫抗体の型に対応している。つまり、動物は、匂いで、周囲に自らの免疫抗体の型の種類を知らせているのである。

免疫抗体の型は、その個体の生体としての感性を決める。外的刺激の何に強く、何に弱いか。それは、気質や体質に影響を与え、生活習慣をも決してしまう。この型が異なる相手と生殖すれば、子孫のバリエーションが増えるのである。

ひらたくいえば、寒さに強い個体と、暑さに強い個体が交配すれば、子孫には、どちら

の型も混じることになる。地球が温暖化しても寒冷化しても、誰かは生き残る。

つまりね、エアコンの理想の設定温度が一致する夫婦は、理論上、存在しえないことになる。どちらかが快適なら、どちらかが寒い（あるいは暑い）のが「相性のいい夫婦」というものなのだ。

ついでにいえば、どちらかが寝つきがよければ、どちらかが、寝つきが悪い。どちらかが神経質なら、どちらかはおおらかである。歯磨きのチューブは、どちらかが真ん中から無造作に絞りだし、どちらかは底から几帳面に絞りだす。いきなり大きな音が鳴れば、どちらかは逃げ出し、どちらかはしゃがみこむ。きっと、どちらかは生き残る。

そして、旅に出れば、全然別のものが目に入り、まったく違うものに心を動かす。片方が、「空の青」に感動している傍らで、片方は「団子の蜜」に注目している。片方が「今の時間」に没頭している傍らで、片方は「次の予定」に心囚われる。

心通わすには、なかなか難しい相手だが、危険察知には向いている。また、あらゆる可能性を網羅する相棒としても最適なのである。

だからこそ、「沈みつつある巨大船タイタニックの生き残りの相棒」に、「いらつき、むかつく配偶者」ほど頼りになる相手はいないのだ。妻たちは、直感でそれを知っている。

†夫婦という道のり

夫婦は、フェロモン判定により、本能的な恋に落ちて結婚し、生殖をする。恋の魔法が解けると、「この人、なんでこうなのかしら」「今、なぜ、それ言う?」「意味がわからん」「う〜、鈍感!」とつぶやきながら、何とか日々を過ごすことになる。まぁときには、心が通じ合ったような気がして嬉しい日もある。また、ときには、生殖多様性の本能の導くままに、別の遺伝子の持ち主に心奪われ、人生の嵐に見舞われることもある。わかり合い、いたわり合うことを夫婦愛と呼べというのなら、生殖期間内の健康な夫婦は、かなり苦しいはずである。

しかし、時を重ねるごとに、不思議な愛着がひたひたと溜まってくる。恋が終わって、情がわく。脳科学上、夫婦という道のりはそのように設計されている。

相容れない相手と、つかのまの相席(何万年も連綿と続く遺伝子の旅からすればね)を楽しむのが人生だと思ってみれば、すれ違うことがなかなかに面白くなってくる。「お〜、そうきたか」とくすりと笑って、なんだか愛おしくなる。こんな夫に比べたら、思った通りの答えが返ってくる理想の男子なんて、きっと飽きてしまうに違いない。

その可笑しさの果てに、夫婦の愛はある。

恋愛の後に腹立たしさがあり、腹立たしさの先に可笑しさがあり、可笑しさの果てに、不意に失えば慟哭するほどの愛しさがある（はずである）。

第四章

齢を重ねてゆたかになる

——年齢脳の取扱説明書《トリセツ》

ここまで、男女脳の特性について語ってきたが、脳には、年齢による特性もある。男女脳×年齢脳で見ると、より明確に類型が見えるので、ここで触れておこうと思う。

†人生で最も頭がいいのはいつか?

ヒトの脳は男女とも、五十代半ばに、知の大団円＝連想記憶力という力がピークに達する。

連想記憶力というのは、経験によって培われた知識ベースを使い、素早く的確な出力をする脳の力。つまり、ヒトの脳は、五十代半ばに最大の出力性能を示すのである。「頭がいい」ということを、新しいことを覚える力＝入力性能と見るのであれば、五十代以降の脳に出る幕はないが、出力性能でいうのならば、ヒトの脳は五十代半ば以降に最も「頭がいい」時期を迎える。

第一章にも述べたが、ヒトの脳には、大脳に数百億、小脳に一千億を超えると言われる神経細胞《ニューロン》が詰まっている。これらの細胞は、幾本にも枝分かれする神経線維によって、縦横無尽にネットワークされており、天文学的な数の回路が内在する。

それぞれの回路は、認識、つかみ、情動、思考などの脳のイベントに関与しており、必要なときに必要な回路に電気信号が走る。

さて、この回路、よく使うものには信号が行きやすくなり、そうでないものは信号が行きにくくなるという特性がある。神経線維の接合点に伝達の閾値が設定されており、それが経験によって変化するからだ。

したがって、「前にも経験した事象」は、そうでない事象よりも認識しやすい。つまり、目に飛び込んできやすい。類似事象が度重なれば、その抽象的な枠組みが出来上がるので、「類似の新事象」にも素早く反応できるようになる。

こうして、日々の暮らしを重ねることで、脳内の回路には、優先順位が作られていく。五十年も生きれば、回路の洗練が極まり、混沌とした事象の前に立っても、本質にかかわる「十分信号が行きやすくなった、抽象的な枠組み」を使って、瞬時に本質を見極めることになる。これこそが連想記憶力なのである。

これについては、将棋の米長邦雄元名人が、興味深い発言をしている。

米長元名人は、四十九歳十一か月で名人位を獲得したが、五十代のある日、こうおっしゃったと言われている。「二十代のうちは何百手先も読めたよ。五十代になるととんとそんなわけにはいかない。なのに、なぜか五〇代のほうが強い」

なぜか勝ち手（本質）しか見えない……これこそが五十代半ばからピークに達する連想記憶力のパワーである。

一方で、出力に最大限の力を発揮するこの状態の脳は、入力系統については、かなり疎かになるので、新しい世界観を受け入れるのは容易ではない。新しい概念のマスターなど、人によっては絶望的に感じるかもしれない。しかしながら、そんなところに、五十代の脳の使命はない。最大の出力性能を使って、毅然と道を指し示すことだ。若い人と同じステージで戦う必要はない。

五十代。ヒトの脳は、誰でも、その脳が生きる環境において、洗練を極める。ものごとの本質が見えるようになり、人の道のありように気づく。本人の感覚としては、来し方に対する確信を高め、「ああ、このために生きてきたんだな」と感じたりもする。

そう、孔子の「五十而知天命」（五十にして天命を知る）は、このヒトの脳の回路特性を言い当てたものだ。

†十五歳から二十八歳、がむしゃらな入力装置の頃

というわけで、出力性能のピークは五十代以降だが、入力性能のほうは、十五歳から二十八歳くらいまでがその最盛期となる。

こちらは単純記憶力がフルで使える時期に当たる。単純記憶力は、多くの情報を一気につかんで、比較的長くキープできる力。いわゆる記憶力のことだ。


十五歳は、おとな脳の完成期。ハードウェア的には十三歳直前におとな脳型のデータベースに変わるのだが、ソフトウェアのほうがやや遅れて、十五歳で全体の完成を見る。

つまり、十三歳から十四歳の脳は、ハードウェアとソフトウェアの整合性が悪いのである。当然、誤作動が生じる。今まで忘れ物一つしなかった子が、忘れ物どころか遅刻までするようになる。優しかった子が、友だちに「死ねば?」と言っちゃったりする。で、言った本人が、案外、傷ついたりしているのである。脳の誤作動が起こりやすいこの時期、子どもが「うっせぇ、くそばばあ」と悪態をついても、「まぁ、こんなに大事な母のことを、そんなふうに言うなんて、あなたの脳、誤作動しちゃって、かわいそうに」くらいの気持ちでいてあげたいものである。

さて、十五歳以下の子ども脳も、単純記憶力に特化して使えば、天才児並みに能力を発揮する。世界中の国旗を覚えた幼児などをテレビで観ることもあると思う。ただ、この時期の脳は、他にすることがあり、丸覚えするようなことに使うのは、少しもったいない気がする。また、おとな脳は、子ども脳に比べて情報をコンパクトに保持できるので、そういう観点でも「単純記憶力のフル活用に適した時期」は、十五歳から始まる。そして、それは、二十代の終盤まで続くのである。

この時期、脳は、がむしゃらな入力装置と化している。「世の中どうなってるの?」「どうしたらモテるの?」「どうしたら儲かるの?」「どうしたら速く走れるの?」

この時期は、だから、四の五の言わずに、好奇心に駆られたこと、あるいは先達に「これだけやっとけば大丈夫」と言われたことを、死に物狂いでこなすことだ。「この仕事、自分に合ってるのかしら」なんて考える暇も権利もない。

脳が最終的に獲得する知識ベースは、比較的抽象的なものなので、「編集がやりたかったのに、営業に回された」くらいでおろおろしないでいい。一つの業務を極めれば、後にどこにだって行ける。二十代は、うろうろして無為に過ごす時間がもったいない。

この時期の脳は、出力が手薄なので、いいアイデアが出ることもあるが、出ないことの方が多い。たまさか成功した、同世代の時代の寵児に憧れて、自分にオリジナリティがないことなんかにめげる必要もない。脳はまだ自分が何者か知っちゃいないのだから。

†三十代、脳は失敗したがっている？

そのがむしゃらさも、二十九歳になったころから、ゆっくりと緩慢になっていく。単純記憶力のピークが過ぎた証拠である。

本人は、「昔ほど、がむしゃらになれなくなった」とやや寂しく感じるかもしれないが、これは、脳が次のステージに入っただけだ。

脳がクールダウンしてくるので、周りが見えてくる。自分の立ち位置がわかり、社会的自我が立つのが、三十歳の誕生日の頃となる。孔子は、「吾十有五而志于学。三十而立」（吾十有五にして学に志し、三十にして立つ）と言っている。

さて、二十代の終わりまでに、がむしゃらな入力装置としてものを見る目を備えた脳は、三十代の初め、まだ優先順位が十分にはついていないがために、「ものを見る目は取り揃えたものの、何かを腹に落として、選び取ることが叶わない」状態に陥る。つまり、様々な選択肢が浮かんで、選ぶのに迷うし、選んだあともまだ惑う。

「迷う」という脳のイベントは、生体にとってリスクが高いので、これは意外に脳が苦しがる。三十代は、混迷を極めるとき。人生で最もストレスの高い十年になる人も多いと思う。

しかも、三十代の脳は、どうも、失敗をしたがっているようである。

ものの見方が整った二十代の終わりから、優先順位が十分についた五十代の脳へ。この二十年間の道のりは、脳の優先順位をつけていく時期に当たるのだが、前半は、「不要な回路を細くしたがっている」ように思われる。知識ベースの構造から勘案して、先に、不要な信号を抑制してしまった方が合理的だからだ。

不要な回路を知るためには、失敗事例を重ねなければならない。三十代は、さまざまなことに挑戦し、痛い思いをして、誰のせいにもせずに立ち上がることが、脳のエクササイズである。そうである以上、脳も、失敗事例を選び取る傾向があるはずだ。

選ぶのに迷い、選んだ後もまだ惑って苦しいのに、選んだものが失敗である可能性が高い。辛いだろうけれど、それが三十代の脳の使命だ。

三十代は、失敗事例にいちいちめげないこと。「将来、大成功して、自分の人生がテレビドラマになったとき、これくらいの失敗談がなくちゃ盛り上がらないだろう」くらいの気持ちで。人生の先輩たちもそれを知っているから、失敗自体をとやかく言われることは少ないはずだ。

それと、自分はイケてると思っても、どうせほとんどは失敗するんだから、先輩に対しては、謙虚にしておいた方がいいよ。三十代は、情報力には長けているので、現場たたき上げの上司を批判することだけは一人前だ。その「偉そうな、斜め目線」が、自分で自分の足をすくう。「単純でセンスがないように見える上司にも一理あるかもしれない」くらいの謙虚さを持っておくと、失敗したときに学ぶことが多いし、可愛がってももらえる。結局、頭でっかちの三十代は、現場力に救われて、一人前になっていくのである。そのことを忘れないほうがいい。

†四十代、物忘れは進化である

さぁ、そんな苦しい時期も、永遠には続かない。

脳の優先順位づけ＝「必要でない回路の信号減衰」がある程度進むと、物忘れが始まる。女優の顔が浮かぶのに、名前が出てこない、なんてことは当たり前に起こるようになる。

それこそが、惑いの時期を抜けた合図である。女優の名前が出てこない、取引先の部長の名前を度忘れする、ついでに部署名も思い出せない、先週行った出張先で食べた昼ごはんが思い出せない……なんてことは、老化ではなく進化なので、落ち込む必要はまったくない。脳が、そのデータを「今、生きるために直接必要と思っていない」だけである。実際、忘れたって、命に別条がないものばかりだ。

四十代は、成功事例をなぞっていく十年間なので、生きることがとても楽になる。四十歳の誕生日前後に何かが変わった、肩から力が抜けて楽になった、という実感を語る人は、男女を問わず本当に多い。脳が惑いの時期を抜けたときの、脳の持ち主の感覚なのだろう。

この事象に符合するような、孔子の「四十而不惑」（四十にして惑わず）はあまりにも有名だが、多くの四十代は、「いや、惑うよ、やっぱり」と感じていると思う。「惑わず」と言い切るほどの確信はまだないからだ。

四十代は成功事例をなぞり、本質の回路の信号を強めていく十年間だが、その強さがまだ足りない。自分では正解がわかるのだが、五十代ほどの確信で降りてこないので、対外的には迫力がちょっと足りないのだ。このため、四十代は、「俺は正しいのに、なぜか上司の理解が足りない、部下の出来が悪い」と感じるようである。

そうはいいながら、確信が日に日に強まり、自分の存在価値が上がっていく十年間。身体もまだ若いので、「働き盛り」を実感するいい時期でもある。

ただし、四十代終盤、生殖ホルモン減衰の影響によって、人によっては、脳が誤作動しやすい時期を迎える。直感力が冴えず、判断を誤ることもあるので、直感に頼ってきた経営者は、四十七歳までに信頼できる右腕を育てておくといい。四十八歳から五十一歳くらいまでの時期は、他者の意見を参考にすることも大事である。ちなみに、四十九歳は、男性の突然死と自殺のピーク年齢とも言われている。四十代終盤は、健康管理に気を付けて、慎重に越えてほしい。

†五十代、優秀な出力装置へ

十代後半から二十代のがむしゃら、三十代の混迷、四十代の物忘れを経て、五十代の脳は、最大の出力性能を示すようになる。本質を知る脳である。

しかし、その〝本質〟が、周囲の人にとって上質かどうかはまた別の話。というのも、別の言い方をすれば、五十代の脳、「十分に信号が行きやすくなった回路」をいくつか持ち、一方で入力性能が落ちて目新しい情報が入ってこないので、本質すなわち「自分の人生のエッセンス」しか見えなくなってしまった脳なのである。

他者に依存して生きてきた人は、「愚痴と堂々巡り」の達人になり、無難に生きてきた人は、「心配と依存」の達人となり、自分の足で歩いてきた人は、「発見と発想」の達人となり、エリート街道を順調に歩いてきた人は、「知識の踏襲と選別」の達人となる。

だから、五十代以上の友人を持つときは、厳選したほうがいい。自分にとって容認できる「本質」の持ち主でないと、巻き込まれて、時間と神経をすり減らす。五十五歳を過ぎた脳は、もう治せない。誰もが、その脳の本質に従って、毅然とハッピーに生きていくしかないのである。誰がいいとか悪いとか、上とか下とか言ってないで、我慢できるもの同士で寄り添えばいいんじゃないだろうか。

†六十代、知を楽しむ年代

五十代は、本質を知る脳。ここが脳人生のゴールだと思いきや、実はまだ先があった。

五十代の知る本質は、自分の歩いてきた道のりのエッセンス。自分と同じ道を歩む者に本質を伝えることはできるが、そうでない道についてはまだ思い至らない。

しかしながら、六十代に入ると、脳の成熟が進み、本質の抽象度が上がるようである。ときには、人でさえないものの本質にも感応して、「野に咲く花にも、赤ん坊の笑顔にも、人生の真髄を教わるようだ」というようなことを口にしだす。謙虚になるということは、脳が成熟して、他者の本質を見出す境地に入ったということのようだ。

さまざまな事象の本質に脳が感応するので、旅に出るのも、再び何かを学ぶのも、とても面白いはず。旅と学びの好機である。がむしゃらな入力装置である二十代の脳も旅に出たり、趣味に走りたがるものだが、それとはまた違う、深い感応を得られるはずである。

六十代になったら、若者に交じって、大いに学び、旅をしよう。

二十代の若者は、自分とは別の観点を持つ、六十代の学友や趣味仲間を持てたら、きっと幸運である。他人の本質に感応する才能があるってことは、逆に、人の意見にもちゃんと耳を傾けられるってことだから、年代を越えて、若者とも楽しく語りあうことだってできる。若者たちは、四十代や五十代の大人よりも、話して楽しいに違いない。お金も持っているしね。

そうそう、孔子はこう言っている。「六十而耳順」（六十にして耳順《したが》う）と。六十にして、やっと他人の言うことに耳を傾けられるようになった、という意味だそうだ。重ねて言うが、この謙虚さは、脳の成熟の証である。「三十にして立つ、四十にして惑わず、五十にして天命を知る」の後に、これが来ると、何ともしょぼい感じがするが、年齢脳の観点から言えば、当然ステージは格段に上。詩としては着地しないが、脳科学上は、一寸のぶれもなく正しい。孔子という人は、なんとも、すごい人である。

ちなみに、孔子の人生譚は、「七十而従心所欲、不踰矩」（七十にして心の欲する所に従いて矩《のり》を踰《こ》えず）で結ばれている。七十代になったら、心のおもむくままに生きて、間違いがない。脳の成熟を順当に重ねてきた人は、きっと、同じ心境に達するに違いない。

†その後、寿命を迎えるまでに、脳がすること

さて、その後、脳は、どこまで行けるのだろう。

年齢脳の話をすると、「どこから、ダメな脳に変わるんですか？」と聞かれることがある。

そんなことはない。脳は、どこまでも進化する。

目が見えにくくなり、手足が動きにくくなると、自然に思念空間も小さくなる。杖をついて玄関にたどり着くだけでくたくたになる身体に、「世界中を駆け回る意識」がついて

いたら苦しいだけだからだ。同様に、先を思うと不安になるばかりなので、「脳内にとっさにキープできる時間軸」を自然に短くしていく。

思念空間がはるかに広く、時間軸が永遠のように長い若い人たちから見たら、これが呆けたように見えるだけである。

呆けたように見えないコツは、だからいつまでも歩けるように健康管理することだ。歩けなくなったら、一気に思念空間が狭くなる。想像力がたくましい人も、想像の幅がある程度狭くなってしまう。

まあ、動けなくなって、世界がとても狭くなってしまったら、それはそれ。世の中と自分の意識がねじれの位置にあることを、うっすら面白がるしかない、と、私は思っているけれど。できるかしら。

四十代の初め、物忘れが進んで不安だった私に、人生の大先輩がこんなことばをくださった。

「あなたが忘れるのは、まだ固有名詞でしょう？　もっとずっと大人になったら、一般名詞が出てこなくなる。しゃもじを見つめて、これ、なんて言ったっけ？　と思うようになる。不思議なのは、一般名詞は、多くの場合、それを忘れた瞬間に、その存在意義も消えることだよ。名前がわからなくなったとき、それが何に使われるものかもわからなくなっている。ことばが脳の中に、どんなふうに入っているのかがわかって面白い」と。

さらに、この方は続けた。

「そうはいっても、一般名詞もちゃんと、今生きるために直接は必要ないものから消えていく。たいていは、赤ちゃんのときから覚えてきた逆順で消えていくのだろう。やがて、赤ちゃんのときのように、人のぬくもりだけがわかるようになって、来た場所へ戻るだけだよ。だから、何かを忘れることを恐れることはない」

私はその瞬間から、物忘れも呆けることも、何も怖くなくなった。

その最期のとき、脱水症状が続き、脳にエネルギー源であるブドウ糖が届かなくなると、神経系の緊張を緩和する脳内ホルモンが出て、脳は、恐怖感や痛みからも解放される。

脳は、人生の最後のその日まで、優しくその道のりをエスコートしてくれる。私たちは脳という装置と上手に付き合い、最期は、すべてをゆだねればいいのである。

五十代以降の人生を、そして、その最期の日までをも、豊かな気持ちで容認できたこと。

それが、脳を知った、一番のアドバンテージだと私は思っている。多くの人が、この安寧に出会えますように。脳を知ることによって。心からそれを願って、筆をおくことにする。

おわりに

さて、その人類初の試み（？）、男女脳のトリセツ、いかがでしたか？

「まさに、人生必読の書」と思われたか、「ばかばかしい」と思われたか。

後者の方には申しわけないが、そのどちらでも、私は嬉しい。こんな巻末の文末まで、一緒に旅してくださってありがとう。


男女脳の違いを研究し始めて二十五年、おかげで関連の著作もけっこうあるのだが、実は、新書スタイルで「男女脳論」を著したのは、本書が初めてである。

今までは、主にエッセイのかたちをとってきた。理由は、そういうかたちでしか書けなかったからだ。今考えると、男女問題について、私情を切り離すことができなかったからだと、しみじみわかる。

私はもうすぐ五十三歳になる。女性ホルモン・エストロゲンの分泌がささやかになり、昨年、生殖ホルモンがもたらす「男女問題の私情」から解放されたのを自覚した。そうしたら、男女の脳のありようが、まるでスケルトンのメカのように、冴え冴えと見えてきたのである。

一九八六年、男女雇用機会均等法施行年に、人工知能エンジニアとして男女の脳の違いに気づいた私は、人類普遍の教科書となるような「男女脳論」を著わすことが使命だと思うようになった。互いの脳の不得意分野を揶揄しあうような男女脳本ではなく、深い敬愛を呼び起こすそれ。企業の人事教育の教科書に使えるようなしっかりとした機能論を、と。

ところが、私の女性脳を通すと、どうしても感情の射影が行われてしまう。しかたなくエッセイのかたちをとることになり、女性たちの共感は得ても、男性たちの中には、受け入れがたいと感じる方も多かったようだ。

五年ほど前、筑摩書房の磯知七美氏が、男女脳論の新書をぜひ、と提案してくださった。テーマは「恐るべき女性脳」である。女性脳は、恐ろしいほどの潜在能力を持っている。ときに厄介だが、使い方を間違わなければ、奇跡を起こす。

女性脳に手を焼いている読者の皆様に、「ときに厄介」のところで、おおいに日ごろの溜飲を下げていただき、「使い方を間違わなければ」のところで、女性脳の取り扱い方をマスターしていただき、「奇跡を起こす」のところでその真価を腹に落としていただく、というかなり魅力的な企画で、「絶対に売れる」と確信したものだったのだが……。

残念ながら、筆が一つも進まなかった。当時まだ「生殖ホルモンに翻弄される女性脳」だった私には、女性脳を客観視しつくすことができず、このテーマは手に余ったのだ。

結局、私自身の十分な加齢を待つことになってしまった。皆様、本当にお待たせしました(微笑)。

せっかく私の脳が進化したので、加えて「切ない男性脳」についても、同様の展開を試みた。

男とは、ときに無神経だが、死ぬまで責務を果たし続ける切ない脳の持ち主である。男性脳に手を焼いている皆様に、「ときに無神経」のところで、おおいに日ごろの溜飲を下げていただき、「死ぬまで」のところで、ほろりとしていただく。妻たちのいらだち=「ホント、むかつく亭主」が、人類愛=「バカね、不器用で。かわいい人」に変わるかもしれない後半戦である(かなり、魅力的な一冊だと思う。購買判定のためにこの「おわりに」をお読みの方、ぜひ買った方がいいですよ)。

というわけで、この夏、二十五年来の夢、五年来の温存企画に、いきなり結論が来てしまった。文章が書けたのだ。

磯さんは、私の最初の出版本を書かせてくれた人でもある。この五年、ほとんど会わなかったのに、突然原稿を送りつけた私のメールに、「その企画、もちろん活きてますよ。すっかり、成熟して帰ってらっしゃいましたね」と即決で、快諾の返事を下さった。

齢を重ねるのは、本当に素敵だ。濃くて、偶《たま》の縁、というのが紡げるようになる。


今、この一冊。

私の男女脳に関する研究人生を、丸ごとである。

だから、ここまで読んでくださった読者の存在がいっそう愛しいし、嬉しい。心からの感謝と、皆様のより良い人生への祈りを込めて。

二〇一二年　秋

黒川伊保子

ちくま新書
988

キレる女《おんな》懲《こ》りない男《おとこ》
——男《おとこ》と女《おんな》の脳《のう》科《か》学《がく》

二〇一二年一二月一〇日　第一刷発行
二〇一八年　二　月二五日　第十三刷発行

著者　黒川伊保子（くろかわ・いほこ）

発行者　山野浩一
発行所　株式会社　筑摩書房
東京都台東区蔵前二-五-三　郵便番号一一一-八七五五
振替〇〇一六〇-八-四一二三
装幀者　間村俊一
印刷・製本　三松堂印刷　株式会社

乱丁・落丁本の場合は、左記宛にご送付ください。
送料小社負担でお取り替えいたします。
ご注文・お問い合わせも左記へお願いいたします。
〒三三一-八五〇七　さいたま市北区櫛引町二-六〇四
筑摩書房サービスセンター　電話〇四八-六五一-〇〇五三

ISBN978-4-480-06697-8 C0211

487
〈恋愛結婚〉は何をもたらしたか
――性道徳と優生思想の百年間
加藤秀一
一夫一婦制と恋愛至上論を高唱する言説は、優生思想と表裏一体である。明治以降の歴史を辿り、恋愛・結婚・家族という制度がもつ近代性の複雑さを明らかにする。

489
セックスレスの精神医学
阿部輝夫
その気にならない。面倒くさい。夜がコワイ。そこに潜む現代人特有の心性とは？　豊富な症例をもとに日本人の心とからだを取り巻く病理を探り、処方箋を提示する。

511
子どもが減って何が悪いか！
赤川学
少子化をめぐるトンデモ言説を、データを用いて徹底論破！　社会学の知見から、少子化が避けられないことを示し、これを前提とする自由で公平な社会を構想する。

784
働き方革命
――あなたが今日から日本を変える方法
駒崎弘樹
仕事に人生を捧げる時代は過ぎ去った。「働き方」の枠組みを変えて少ない時間で大きな成果を出し、家庭や地域社会にも貢献する新しいタイプの日本人像を示す。

794
人の気持ちがわかる脳
――利己性・利他性の脳科学
村井俊哉
人はなぜ他人の気持ちを知りたがるのか。その目的は相手と駆け引きをすることなのか、助け合うことなのか。最新脳科学の知見をもとに人間関係の生物学的意味を問う。

813
それでも子どもは減っていく
本田和子
出生率低下は成熟社会に伴う必然。「少なく産みたい」女性の実態を明かしつつ、子どもが「少なく存在すること」の意味を追求し、我々が彼らに託すものを展望する。

817
教育の職業的意義
――若者、学校、社会をつなぐ
本田由紀
このままでは、教育も仕事も、若者たちにとって壮大な詐欺でしかない。教育と社会との壊れた連環を修復し、日本社会の再編を考える。

889
大学生からの文章表現
——無難で退屈な日本語から卒業する
黒田龍之助
読ませる文章を書きたい。だけど、学校では子供じみた作文と決まりきった小論文の書き方しか教えてくれなかった。そんな不満に応えるための新感覚の文章読本!

909
自己啓発の名著30
三輪裕範
先行きの見えぬ不安や絶望的な困難に直面したとき、それでも真っ直ぐに人生を歩むための支えとなる言葉がある。そんな古今東西の名著を厳選したブックガイド!

186
もてない男
——恋愛論を超えて
小谷野敦
これまでほとんど問題にされなかった「もてない男」の視点から、男女の関係をみつめなおす。文学作品や漫画を手がかりに、既存の恋愛論をのり超える新境地を展開。

836
教養としての官能小説案内
永田守弘
欲深い読者の嗜好に応じ多様なジャンルの作品が咲きほこる官能小説の世界。淫らに成熟したこの表現世界の精髄を、巨匠らの名作・怪作を歴史的にたどりながら探る。

969
女子・結婚・男選び
——あるいは〈選ばれ男子〉
高田里恵子
女子最大の問題、それはもちろん男選び。打算と尊敬と幻滅が錯綜する悲喜劇を近代文学を題材に読み解く。さあ、「女の子いかに生くべきか」。男子も女子も必読!

726
40歳からの肉体改造
——頑張らないトレーニング
有吉与志恵
肥満、腰痛、肩こり、関節痛。ストレスで胃が痛む。そろそろ生活習慣病も心配。でも忙しくて運動する時間はない……。それなら効果抜群のこの方法を、どうぞ!

978
定年後の勉強法
和田秀樹
残りの20年をどう過ごす? 健康のため、充実した人生を送るために最も効果的なのが勉強だ。記憶術、思考力、アウトプットなど、具体的なメソッドを解説する。

ちくま新書

339
「わかる」とはどういうことか
――認識の脳科学
山鳥重
人はどんなときに「あ、わかった」「わけがわからない」などと感じるのか。そのとき脳では何が起こっているのだろう。認識と思考の仕組みを説き明す刺激的な試み。

381
ヒトはどうして老いるのか
――老化・寿命の科学
田沼靖一
生命にとって「老い」と「死」とは何か。生命科学の成果をもとにその意味を問いながら、人間だけに与えられた長い老いの時間を、豊かに生きるためのヒントを提示する。

434
意識とはなにか
――〈私〉を生成する脳
茂木健一郎
物質である脳が意識を生みだすのはなぜか？ すべてを感じる存在としての〈私〉とは何ものか？ 人類に残された究極の問いに、既存の科学を超えて新境地を展開！

757
サブリミナル・インパクト
――情動と潜在認知の現代
下條信輔
巷にあふれる過剰な刺激は、私たちの情動を揺さぶり潜在脳に働きかけて、選択や意思決定にまで影を落とす。心の潜在性という沃野から浮かび上がる新たな人間観とは。

942
人間とはどういう生物か
――心・脳・意識のふしぎを解く
石川幹人
人間とは何だろうか。古くから問われてきたこの問いに、認知科学、情報科学、生命論、進化論、量子力学などを横断しながらアプローチを試みる知的冒険の書。

970
遺伝子の不都合な真実
――すべての能力は遺伝である
安藤寿康
勉強ができるのは生まれつきなのか？ IQ・人格・お金を稼ぐ力まで、「能力」の正体を徹底分析。行動遺伝学の最前線から、遺伝の隠された真実を明かす。

981
脳は美をどう感じるか
――アートの脳科学
川畑秀明
なぜ人はアートに感動するのだろうか。モネ、ゴッホ、フェルメール、ポロックなどの名画を題材に、人間の脳に秘められた最大の謎を探究する知的冒険の書。